ストレスフリーになる

休息のヨガ

サントーシマ香

大和書房

JN005328

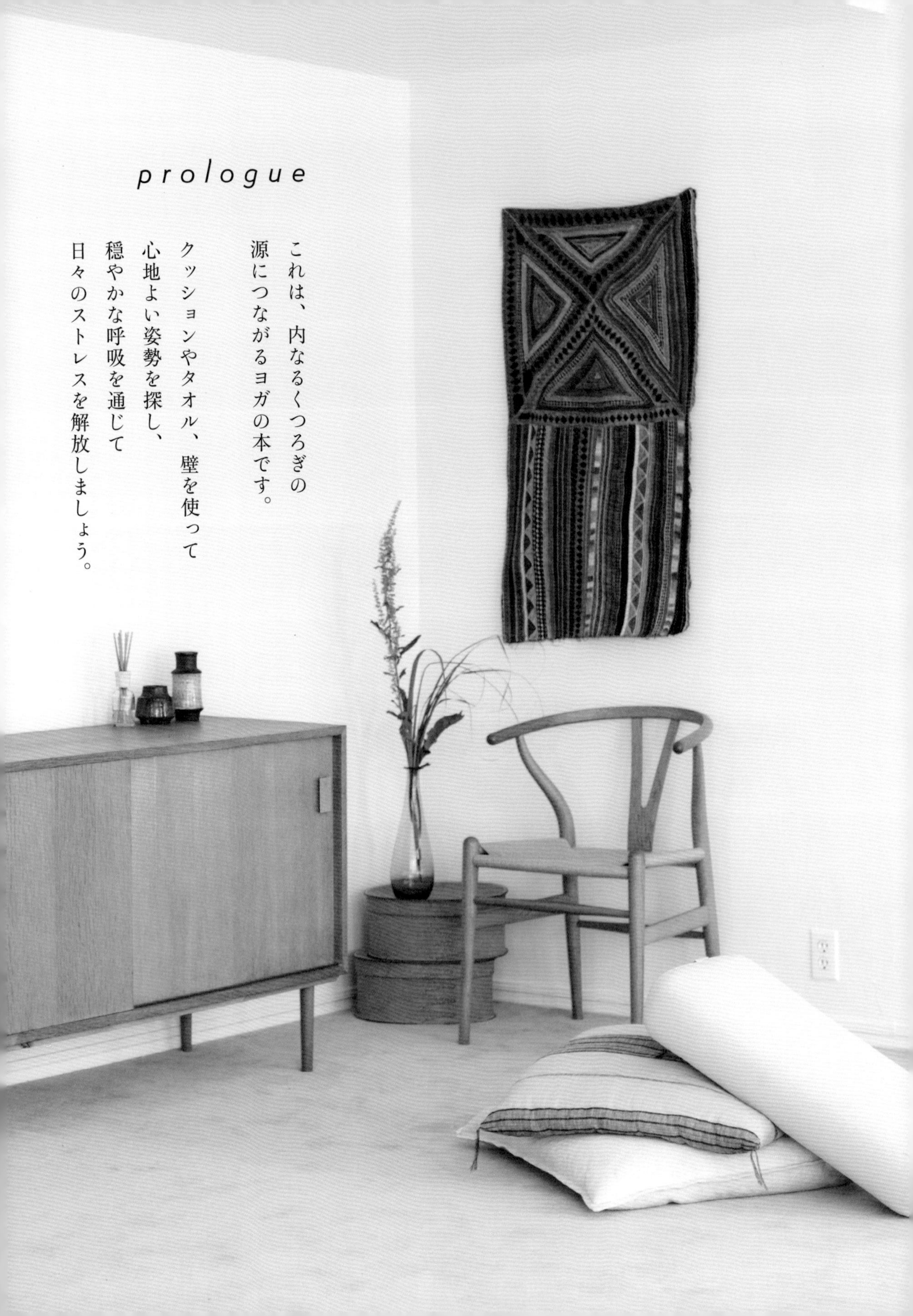

prologue

これは、内なるくつろぎの
源につながるヨガの本です。

クッションやタオル、壁を使って
心地よい姿勢を探し、
穏やかな呼吸を通じて
日々のストレスを解放しましょう。

育児や介護、お仕事などをしていたり
毎日をひたむきに生きていると、
元気なんて体中回って集めてきても
もうどこにも残っていないよっていう、
よれよれの日もあったりします。

わき目もふらずに全速力で走り続けることに、
若い頃は憧れもありましたが
立ち止まったり、戸惑ったりする時間があることで
急いでいたときには気づかなかったものの価値に気づくように
いつも完璧にデザインされているのかもしれないと、
この頃は感じます。

いろいろなことがあるけれど、かけがえのない日々を
今日も生きている私たちに向けて、
自分で自分を癒すゆったりとしたヨガを提案します。
よかったら、次のひと呼吸をゆっくりと味わうことから、
自分を大切にするレッスンをご一緒しましょう。

サントーシマ香

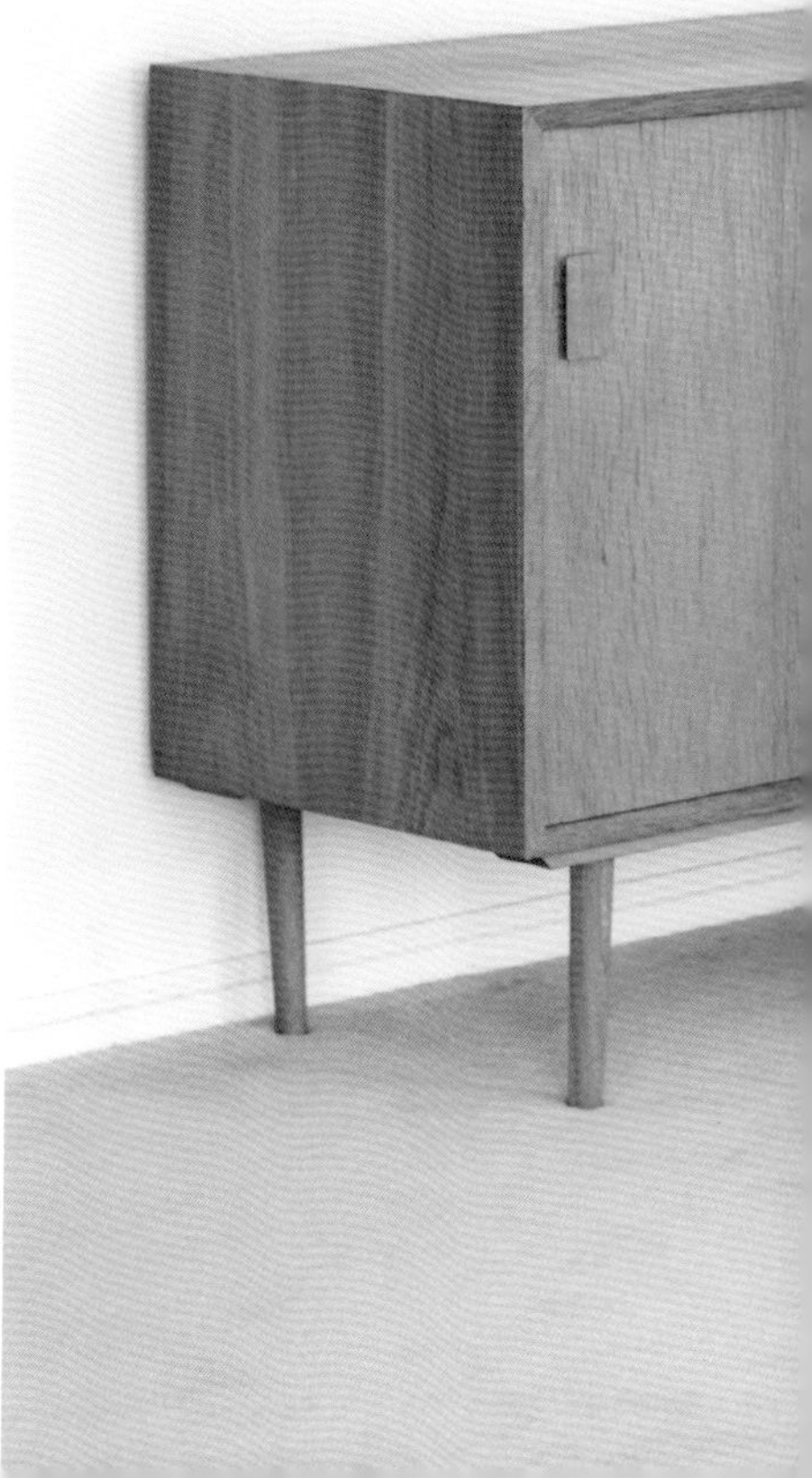

本書の使い方

呼吸

「息」を感じる練習と、呼吸を閉じ込めてしまっている「不必要な筋肉の緊張」をとります。いつでもどこでも、好きなときにできます。

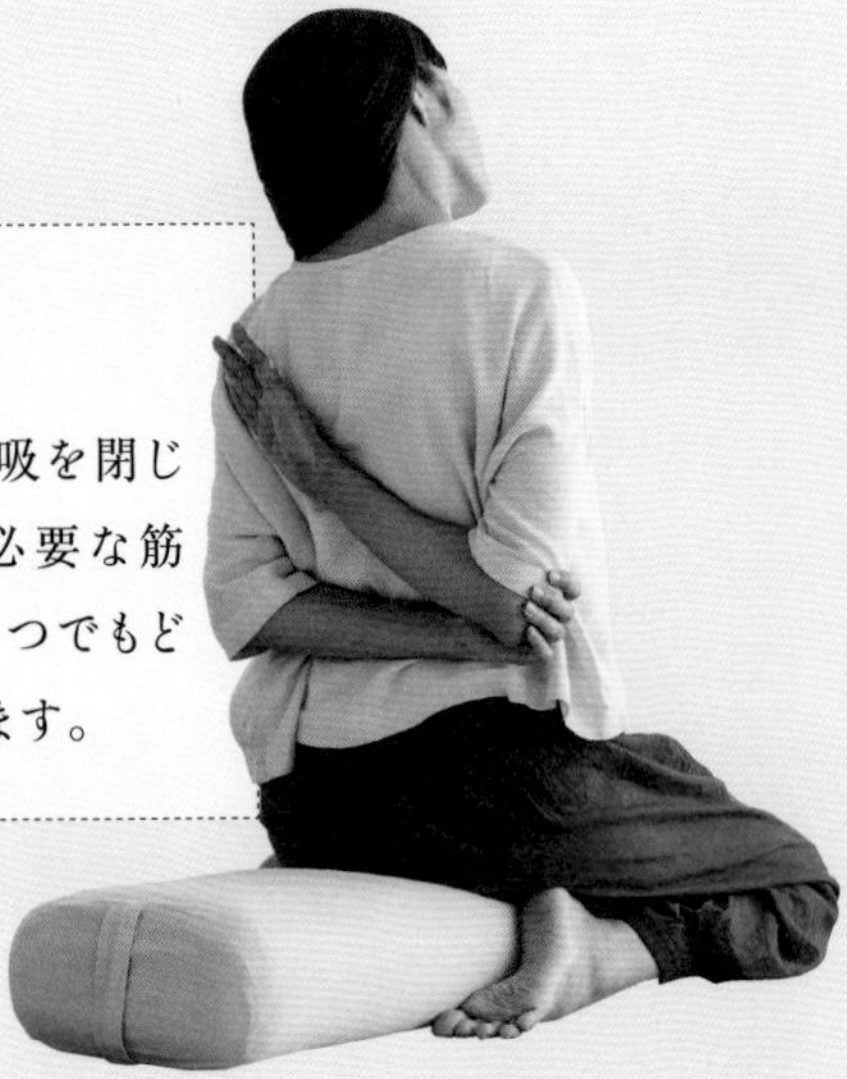

くつろがせる

副交感神経にスイッチを入れる練習をします。痛みを感じないくらいに体を開いて、伸ばしてくつろぎの感覚を味わいます。

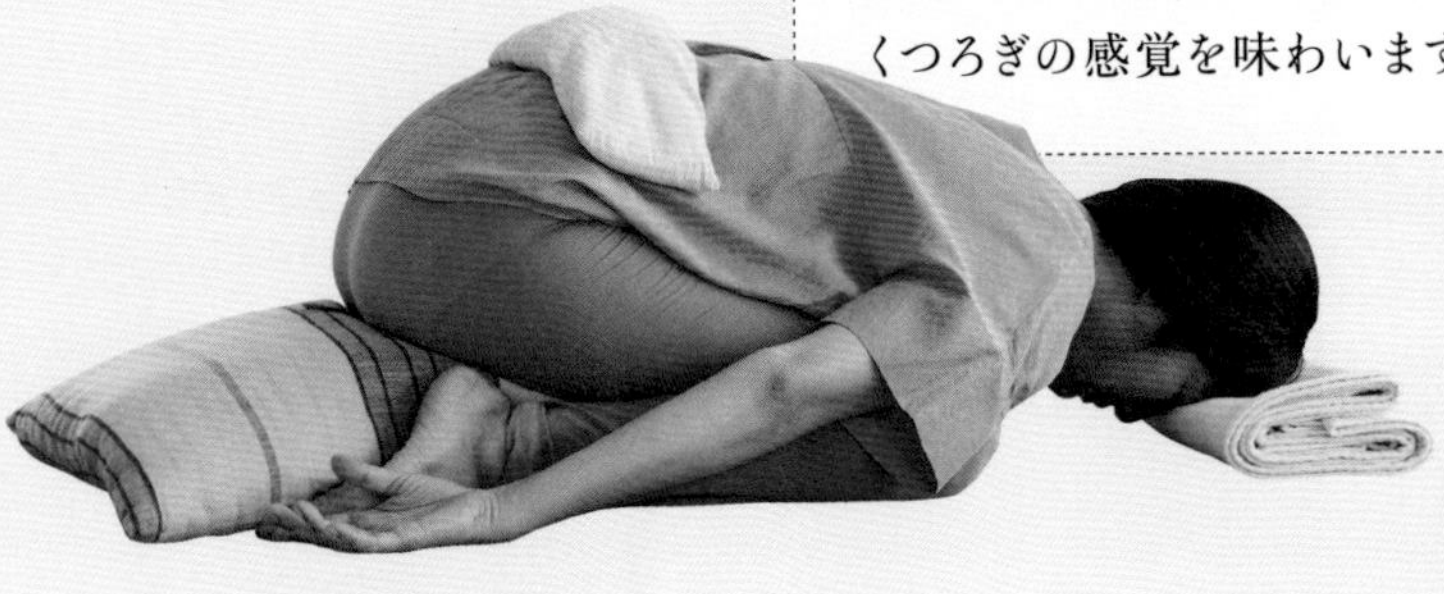

ただ休む

「壁」を頼りにして、よりかかってただ休むことを練習します。壁にスペースがないときは、安定したタンスやクローゼットの扉に頼ります。

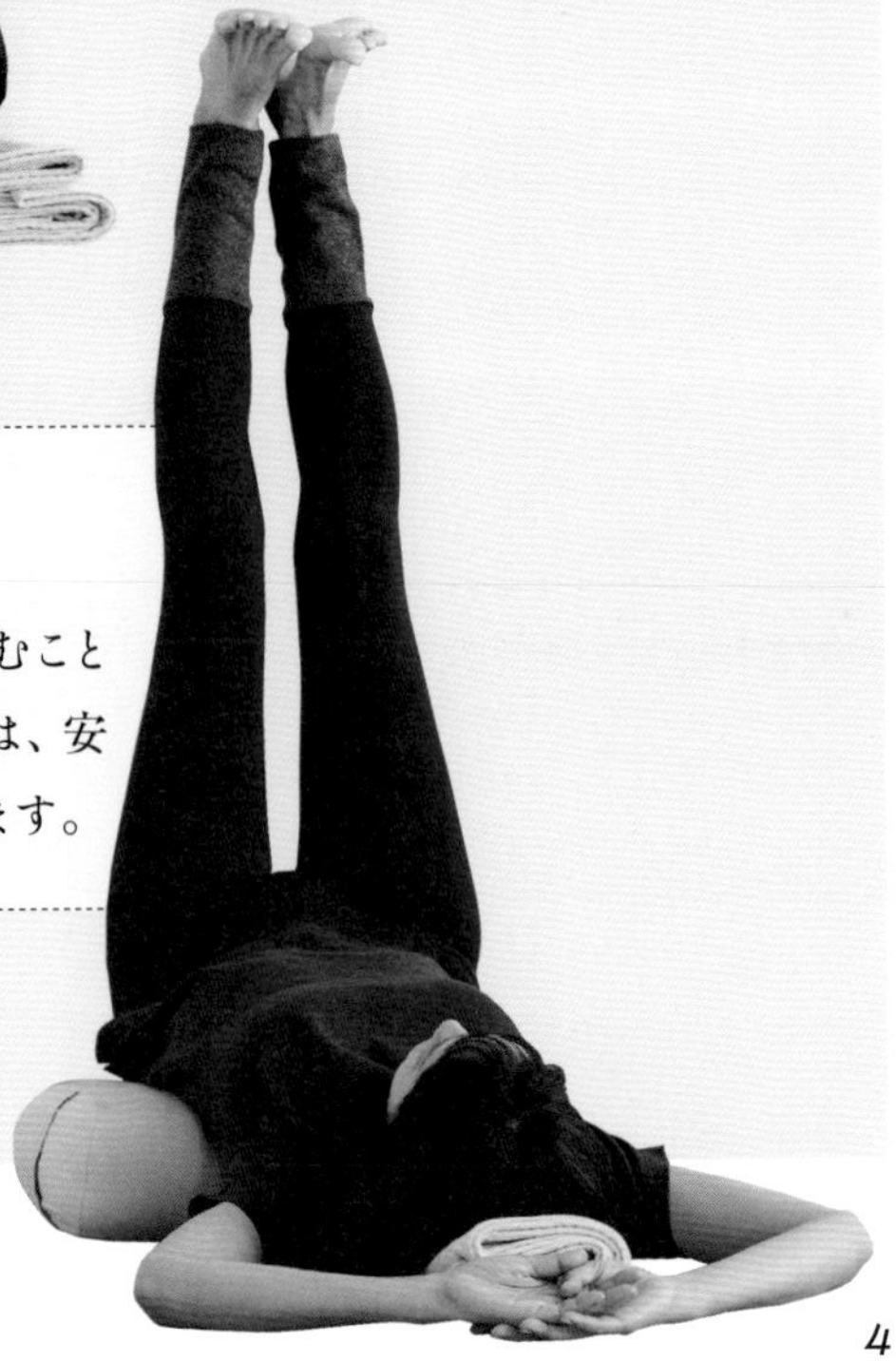

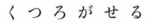

プロップを使って

この本では、プロップ（補助具）を使ったヨガを紹介しています。それぞれが異なった体で、柔軟性も筋力も体力も違います。プロップに体を預けて、楽に深いポーズをとることをサポートします。もしあれば、クッションやブランケット、ヨガブロックを使ってみてください。

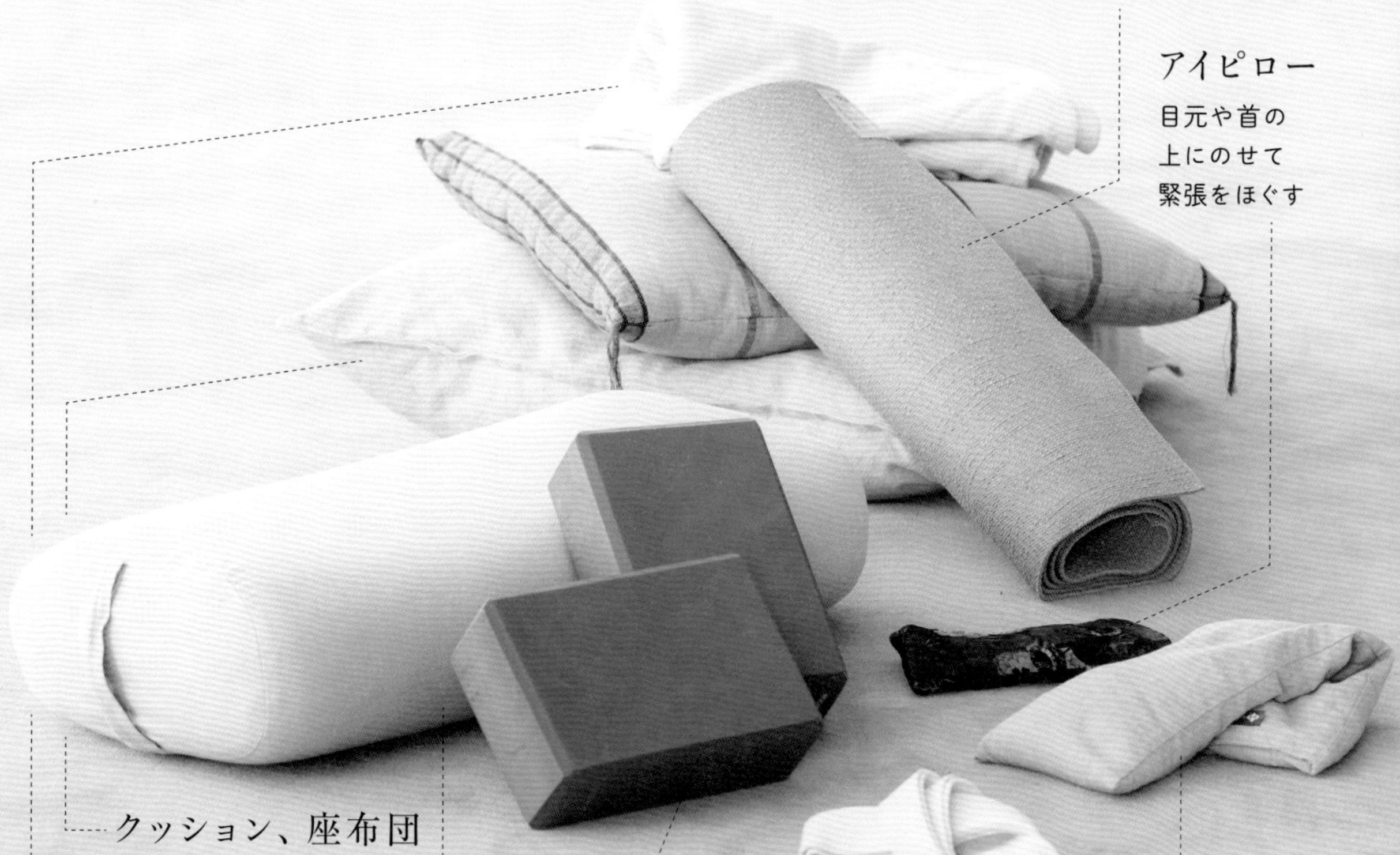

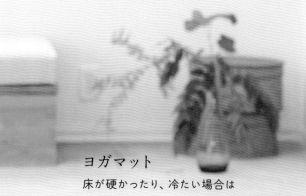

ヨガマット
床が硬かったり、冷たい場合は
ヨガマットやバスタオルを
敷いてください。布団の上や畳の部屋では
マットは敷かなくてもOKです。

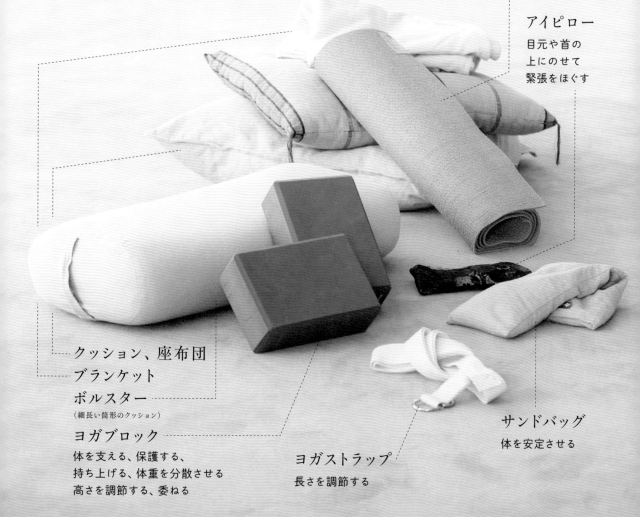

アイピロー
目元や首の
上にのせて
緊張をほぐす

クッション、座布団
ブランケット
ボルスター
（細長い筒形のクッション）

ヨガブロック
体を支える、保護する、
持ち上げる、体重を分散させる
高さを調節する、委ねる

ヨガストラップ
長さを調節する

サンドバッグ
体を安定させる

＊ プロップ類はスポーツ用品店やホームセンターなどで購入できます。

ストレスフリーになる　休息のヨガ　目次

part 3
必要のない鎧をはずす

part 4
くつろぎの感覚を味わう

part 1
ヨガとケア

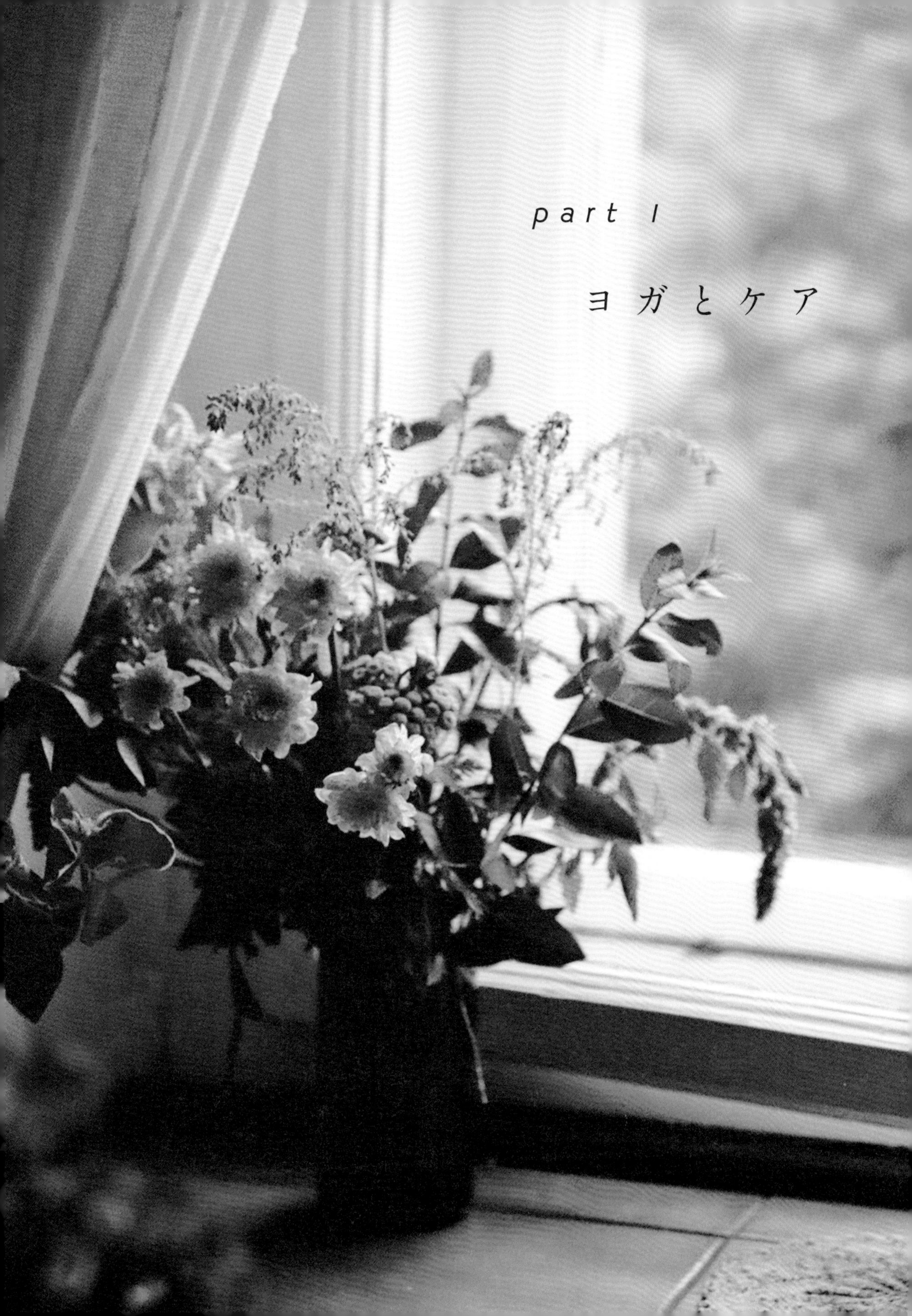

自分をいたわることを暮らしのリズムに取り入れる

生きることはストレスの連続です。そもそも人生の始まりこそが、命がけです。赤ちゃんが暗くて狭い産道を懸命に通って、または帝王切開でいきなり子宮から取り出され、眩しい光に照らされること自体が大いなるストレス。予防注射で「ウエーン」とのけぞり、歩き始めるようになって鳩ポッポを追いかけては尻餅をつき、友だちとおもちゃを取り合って泣く……。小さな山を一つひとつ乗り越え、汗と涙を流して自分の生きる世界を広げていく。生きることはすごいことです。

これまでも、「もう駄目」と思うようなピンチの日があったかもしれません。でも、なんとか工夫して乗り越えたり、じっとやり過ごしたり、方向転換をしながら、今ここでこうして息をしています。

ほどほどのストレスは、居心地のいい部屋を出て、新たな地平線を開拓していることの証です。好きなことや大切にしている価値観を基盤に過ごす時間は満足感のあるものですが、本当はしたくないことや、しんどい我慢を長期に渡って続けることは体に負担をかけ、心は閉じてしまいます。

感覚が鈍くなり、微細な喜びを味わうことが難しくなってしまうと、シンプルな喜びを受け取る力が鈍ってしまったり、激しい刺激を次から次へと求めてしまいます。許容量を超えてしまうとバランスを回復するために、反動が大きく出てしまいがちです。

ストレスを自家処理する

そこまで無理をためすぎずに、毎日歯ブラシをするように、こまめに自分をケアしてあげられるといいですよね。自分自身をいたわることを、暮らしのリズムに少しずつ組み込んでいきませんか。自分が楽になるための時間を優先順位の上位に入れることで幸福度が

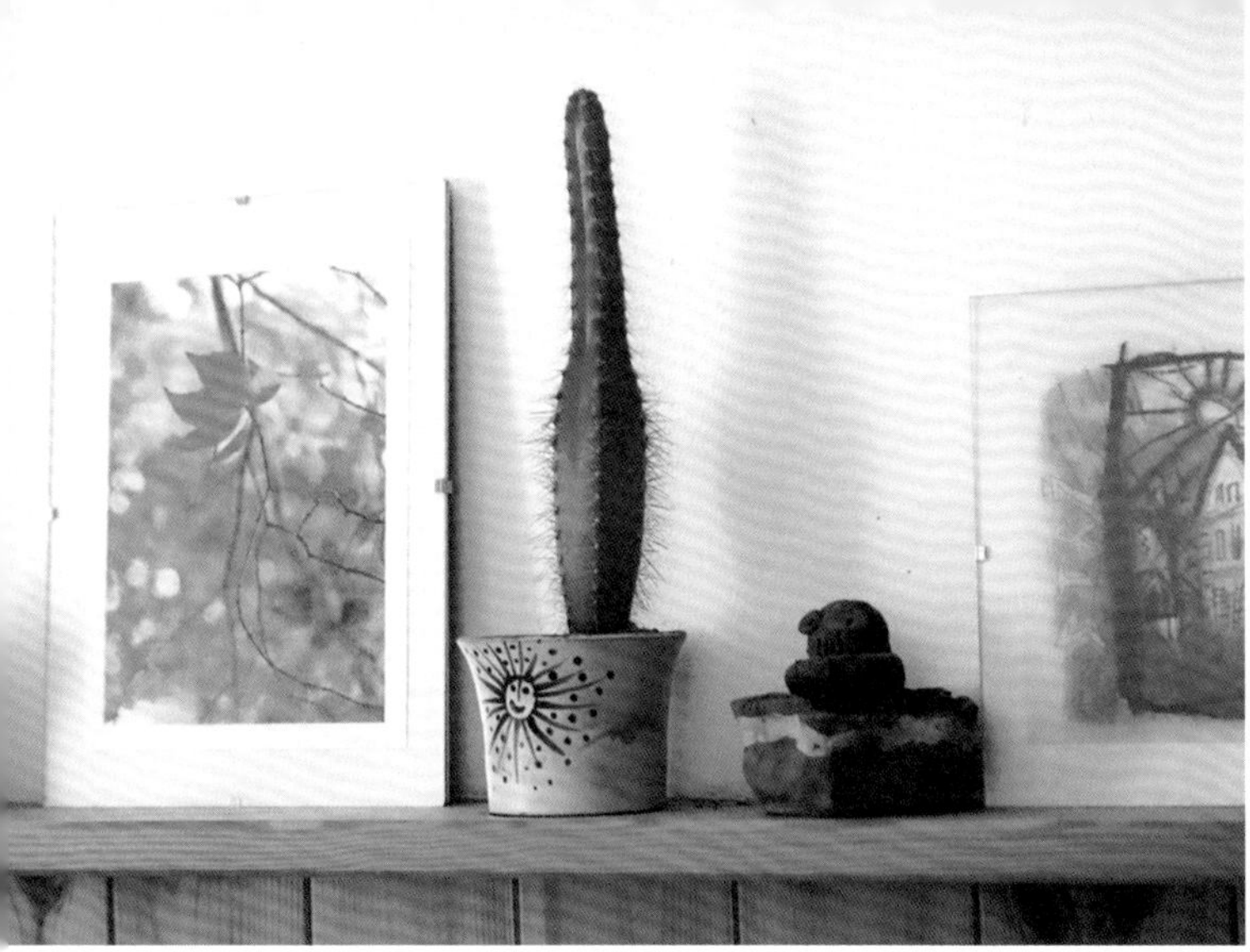

上がりますし、まわりの人にも楽に接しやすくなります。エネルギーを交換し合っていますから、ストレスを自家処理すること、自分を大切にすることで、身近な人間関係がまあまあ居心地のよい信頼できるものに。それだけで変に疲れなくて楽に過ごせます。

　自分の人生における最重要人物が自分自身であることを認め、まず体を大切に扱うこと、「ああ、気持ちがいいなぁ」と呼吸が深まることで心をいたわることを、コツコツ積極的に続けてみましょう。

　苦楽あるライフの中でも、美味しく息ができる方向に体の向きを変え、心を調律して満ち足りた感覚へと返していくことは、心地よい自己と環境を調和することにつながります。

「切り替え」の時期は、根っこを生やす時期

人生の節目（妊娠、出産、更年期、結婚、離別、引越し）、季節の変わり目、新たな秩序がつくられるような切り替えの時期には、大きなエネルギーが消費されます。外側の変化に呼応して内側をアップデートしているタイミングになるため、疲れすぎないように自分をいたわることを大切にしたいもの。

　食べ方、睡眠、働き方、運動などのベーシックな健康を維持する項目を見直す好機です。どうしようもならないことは天におまかせして、前向きなこと、たとえば「自分」という根を生やす土壌を耕すことをやってみましょう。

　食べたものがきちんと消化されないで腸に留まり続ける便秘が体によくないように、目に見えないストレスもヘルシーな形で、たとえばヨガをしたり、呼吸法を行ったり、リサイクルして新たに何かを創造する力に変えることで、消化・昇華していきたいものです。

「ありえない4歳児」だって
だいじょうぶ

目に見えないストレスですが、そこで抑圧されたエネルギーは、伝言ゲームのように姿《すがた》形《かたち》を変えて旅を続けます。もやもや、イライラが蓄積し、歯を強く噛み締めるような状況が続いて詰め物が割れてしまったり、険しい表情をつくって眉間に深いシワを刻むのは、できれば避けたいですよね。最も価値があるのは、ストレスフルな状況に飲み込まれる代わりに思いやりの心とともに状況を俯瞰する力を養うこと、気づきをもつことです。

〝Terrible Two, Horrible Three, Impossible Fours,〟（恐ろしい2歳、とんでもない3歳、ありえない4歳）という育児の真実を表現する言葉を初めて聞いたとき、その表現の正確さとユーモアに笑ってしまいました（育児真っ最中の方、ご安心ください。この後〝Fantastic Fives〟（素晴らしい5歳）が続きます！）。

個人差はあるものの、〝ありえない〟と表現された4歳を生きるわが家の娘。だいたいはご機嫌さんなのですが、日によって何もかも嫌だ、嫌だとマイウェイを貫き通す日もあったりします。そんなとき、私の内側が圧力鍋のようにふつふつと高まっていることに気づきます。蒸気がプシューっと溢れ出して、歯をぐっと噛み締め「もう嫌だ！」と心の中で叫んでいる自分に気づいたら（ここが大切！）、可能だったらその状況から身体的に、または目を閉じることで心理的に離れてみます。トイレやベランダなどは身近にある人気の目的地です。そして、3回ゆっくり深呼吸します。その間を使い「今・ここ・私」に思いやりを広げると、高まった圧を抜くことができます。

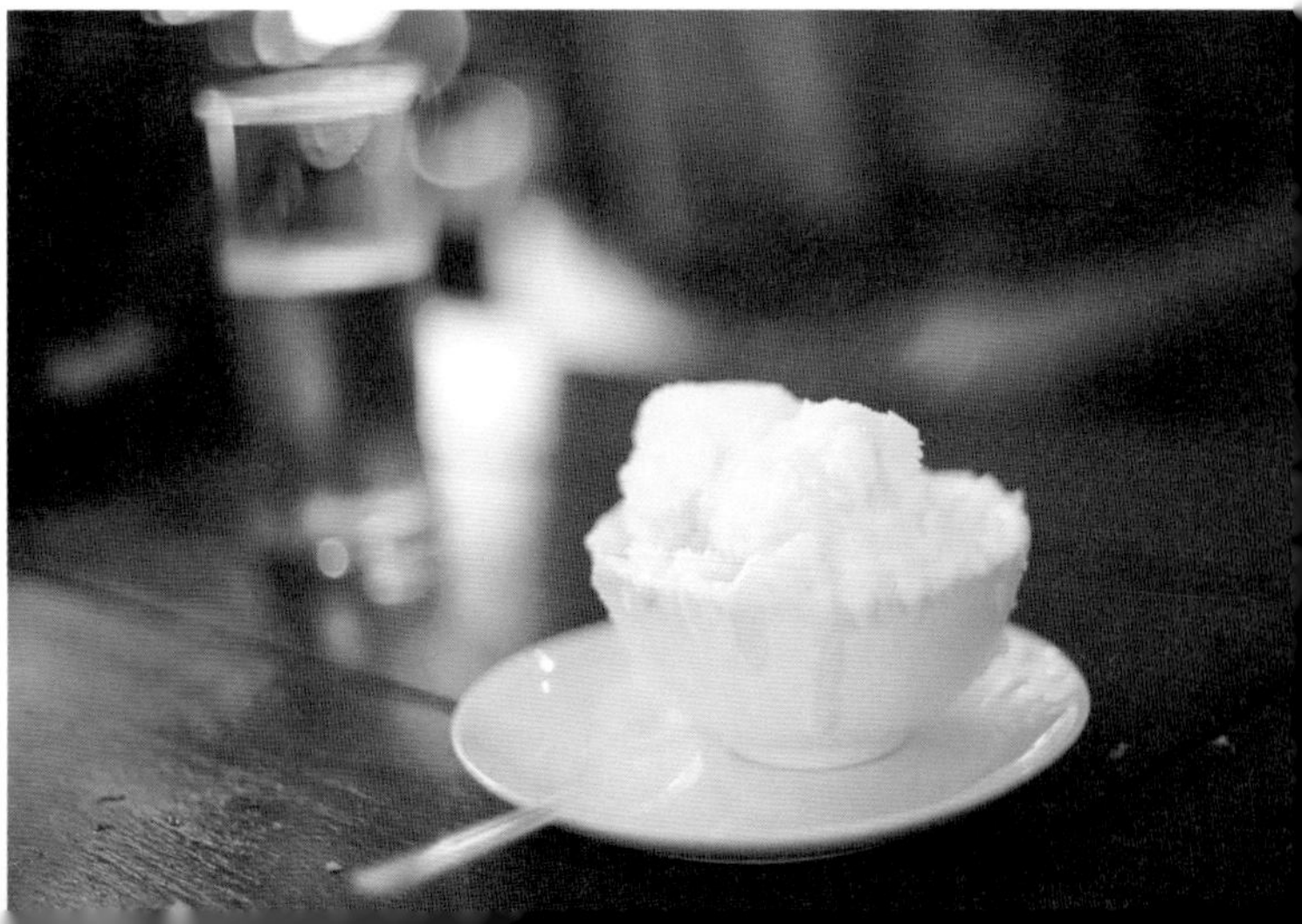

「反応」にはケアを

人生はこのような選択の積み重ねで、自分というユニークな彫刻を完成させていくようなものですから、主に自分の内側で起きることに対する反応のケアは無視できません。

　何か一つできごとが起きたとき、よい悪いにかかわらず自分を介在させて3種類の選択があると、以前ヨガの先生からお聞きしました。一つ目は、そこから毒を生むこと、二つ目は中立的なこと、三つ目は、そのできごとを通じて自分の意識を拡大・成長させること。

　長年の友人である末吉里花《すえよしりか》さんは、数年前にエシカル協会*を立ち上げ、人や自然、未来にやさしい暮らし方を提案しています。彼女は、元々世界中の秘境を旅するレポーターとして大活躍をしていました。あるとき温暖化で溶け出すキリマンジャロ山の氷河の影響を目の当たりにし、ショックを受けました。それをなんとか食い止めようと祈りながら植樹をする現地の子どもたちの姿も目にしました。

　私が彼女のことを心から尊敬しているのは、この問題の深刻さに打ちのめされなかったことです。里花さん自身が落ち込むことや、温暖化の原因につながる活動をする可能性の高い企業を攻撃するような力には、エネルギーを向けませんでした（一つ目）。また、それを仕事で関わっただけだから、と目を伏せて見なかったことにもしませんでした（二つ目）。きっと多くの選択肢があったにもかかわらず、三つ目の一番エネルギーを必要とすることを選んだのです。世界中を飛び回りその光景を目撃したからこそできる、前向きなメッセージで日本語圏の人たちの意識を調和的でバランスのとれた方向へ啓蒙活動をしたのです。

　問題に出合ったとき、自分の中にある豊かな資源につながり、意識を拡大して問題を受容する力、前向きの力に変えられるのだなぁ、と感動します。自分の大切にしている価値観と活動の方向性がある程度一致していることは、それがどんな小さな一滴でも深い満足感を生むハッピーなことなのだと思います。

＊ 一般社団法人エシカル協会　https://ethicaljapan.org

ヨガで心の波をケアする

ヨガの語源には「結ぶ」「つなぐ」「合一する」といった意味があります。エクササイズとしての側面もあるヨガですが、自分に合った形で体を動かし、呼吸を通して心を和らげること、穏やかに暮らす助けになることが他のエクササイズとの違いでしょうか。

実際にヨガの古典を開くと、ポーズについての記載は4章195節ある中で3つにすぎません。そして「ヨガとは心の波をケアすることである」と定義されていることから、主に心を穏やかに落ち着かせること、精神的な効果を狙ったものであることがわかります。*

最近は「ヨガ」といっても、目的や用途に応じてさまざまな種類があるのですが、本書ではプロップを利用してやさしいポーズやスローな腹式呼吸で気づきを深め、心身に溜まりがちな無意識の緊張を楽にし、内在するくつろぎの感覚に休むことを大切にします。

また、体には人それぞれ生まれつきのユニークさがあります。年を重ねているほど、これまでの体の使い方で個人差も大きいものです。天然のものには経年変化が起きるので、年齢を重ねるごとに体の内側や表面に変化が生じるのは自然なことですし、これまで運動習慣がなかった方も、それ以外のところで一生懸命頑張ってきたから、存分に生きてきたことの証だったりもします。

ヨガを練習するときは、ポーズの出来不出来や見た目にこだわらず、それを通じて内なる空間が、つまり心が落ち着いて穏やかであるかに注目してみましょう。また、文化や育った社会の影響を受けて後天的に身につけた体や外見にまつわる価値判断のエトセトラを適用する代わりに、ありのままをアクセプト(受容)することを練習してください。

体によいも悪いも、ポーズに優れているも劣っているもないことを、本心では知っていますし、ヨガは、その問題がないところに問

＊ 〝yogas citta vritti nirodah〟, yoga sutra 1-2

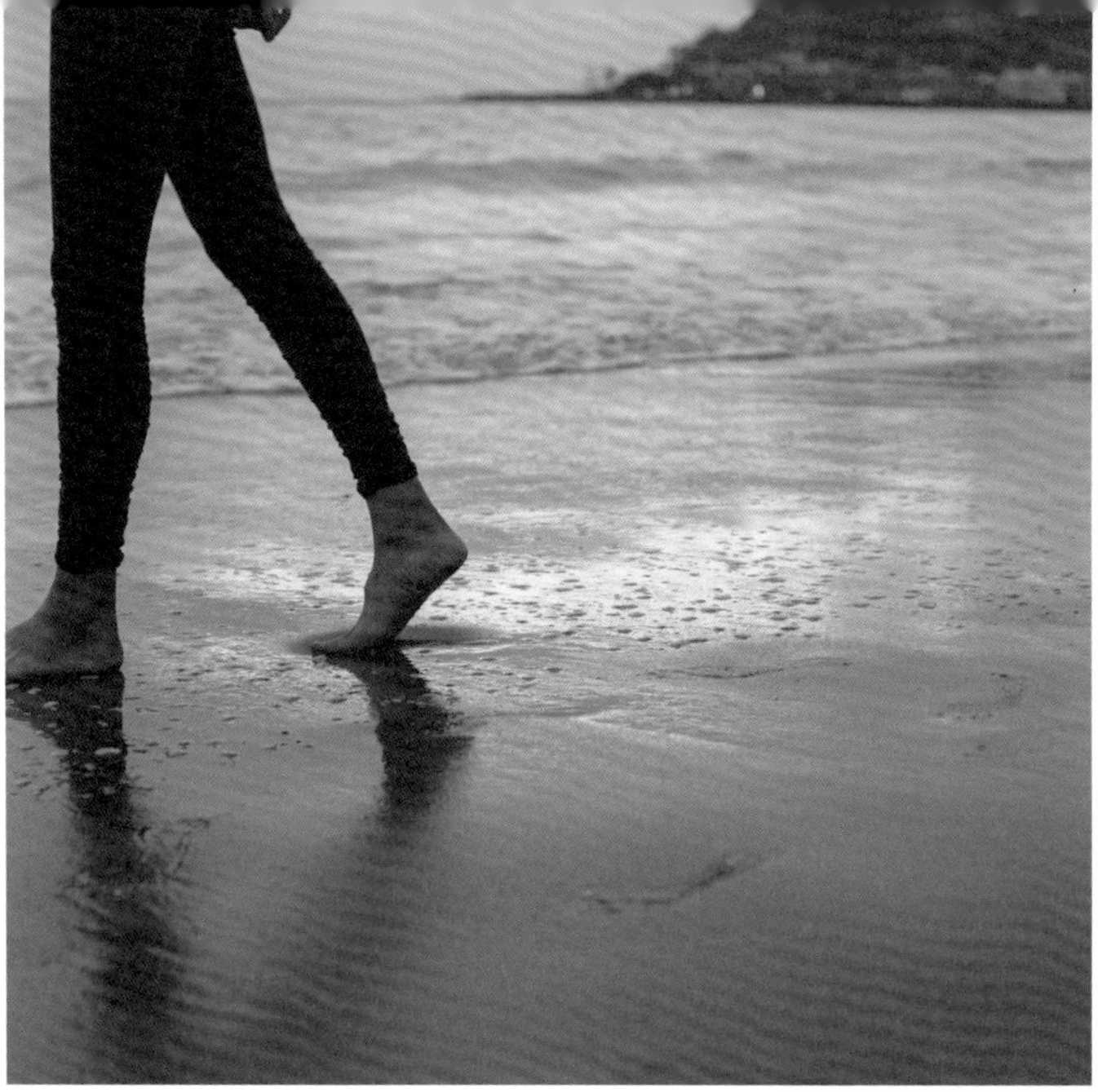

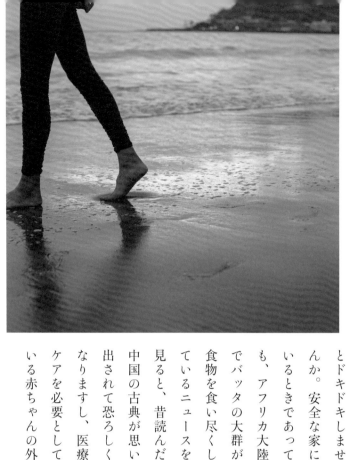

題をつくり出すような次元から離れて、自然な自分に返ることです。

心身をチャージするときは思考をオフに

たとえば、先行きが不安な時代。先のことがわからないのは当たり前なのですが、これから先、どうなるのだろう……と考えすぎるとドキドキしませんか。安全な家にいるときであっても、アフリカ大陸でバッタの大群が食物を食い尽くしているニュースを見ると、昔読んだ中国の古典が思い出されて恐ろしくなりますし、医療ケアを必要としている赤ちゃんの外科手術が成功したママのツイートを読むと、会ったこともないけど「いいね」を押して目頭が熱くなったりします。

いろいろ気になることもありますが、心身をチャージするヨガを練習する時間は、意識的に自分の考えをオフラインにしておやすみをあげましょう。そして、「今・ここ」で自分が体験している感覚をただ感じとることに資源を注力します。重低音で鳴り響く「早くやらなくちゃ、もっともっと」と焦ってしまいがちな人こそ、「ここは安全で、私の体は平和。ただ休もう」と、セルフトークを試してみてください。常に先を急いでしまう癖は、集団にかけられている呪いなのかもしれません。トントンと落ち着かせて心が本来の安心に返ると、窓の外から鳥の長閑《のどか》な歌が聞こえてきます。

万物は常に変化していきますが、自分が思っているよりも、まあまあ元気に過ごせている日もあるはず。今日の幸せを感じるひとときを大切に、日々を過ごしましょう。

内なる「ＪＯＹ」に意識を向けてみる

インドの聖典では、人間が食物（ＢＯＤＹ）・生気（ＥＮＥＲＧＹ）・意思（ＭＩＮＤ）・理智（ＷＩＳＤＯＭ）・歓喜（ＪＯＹ）の複層構造になっていること、中心にはこれらの5つのレイヤーを支える純粋意識（ＥＳＳＥＮＣＥ）が輝いているという見立てをもっています。

中心にあるＥＳＳＥＮＣＥはその人の視点でさまざまな名前で呼ばれ、同時にどのような名前にも限定されない、本来限りなく自由なものです。この純粋意識と宇宙意識が元来一つであることを知る「道」が、ヨガという言葉の古典的な解釈の一つでもあります。

つまり、私たちを取り巻き、生命を支える全体性は、基本的に植物が育つことを支え、生命が育つことを喜び、海が満ち引きすることを飽きずに繰り返す、元来ＪＯＹＦＵＬなもの。それと同じ力が、ロウソクの灯がぼうっと灯るように私たちの中心にも常に宿っています。

ふとした瞬間、自分の内側に宿るＪＯＹに気づいたら、それを味わいながら呼吸を広げ、そのおなかが温かくなるような感覚に全身の細胞をマリネしてみましょう。たとえば、体をゆらゆら動かしたり、気持ちよいぐらいのところを探してじんわりストレッチすること。呼吸のもたらす心が落ち着く感覚に意識を向けることでも、自分の中心に宿るＪＯＹに気づきが深まります。

「今・ここ」にいてＪＯＹに意識を休ませるとき、「自分」にまつわる思考の数々は背景に消えています。もしかしたら子どもが優雅に1時間半かけて食事していたら、正直感じにくいときもあるけれど、私たちの根っこの部分は、外から何かを足したり、特別なことをしていなくても大丈夫なのだと。

内なるＪＯＹに意識を向けることを、もし合っていたらヨガを通じて練習し、それと仲良くしていきましょう。不思議と日常の中でも、JOYに気づく時間が増えてきます。

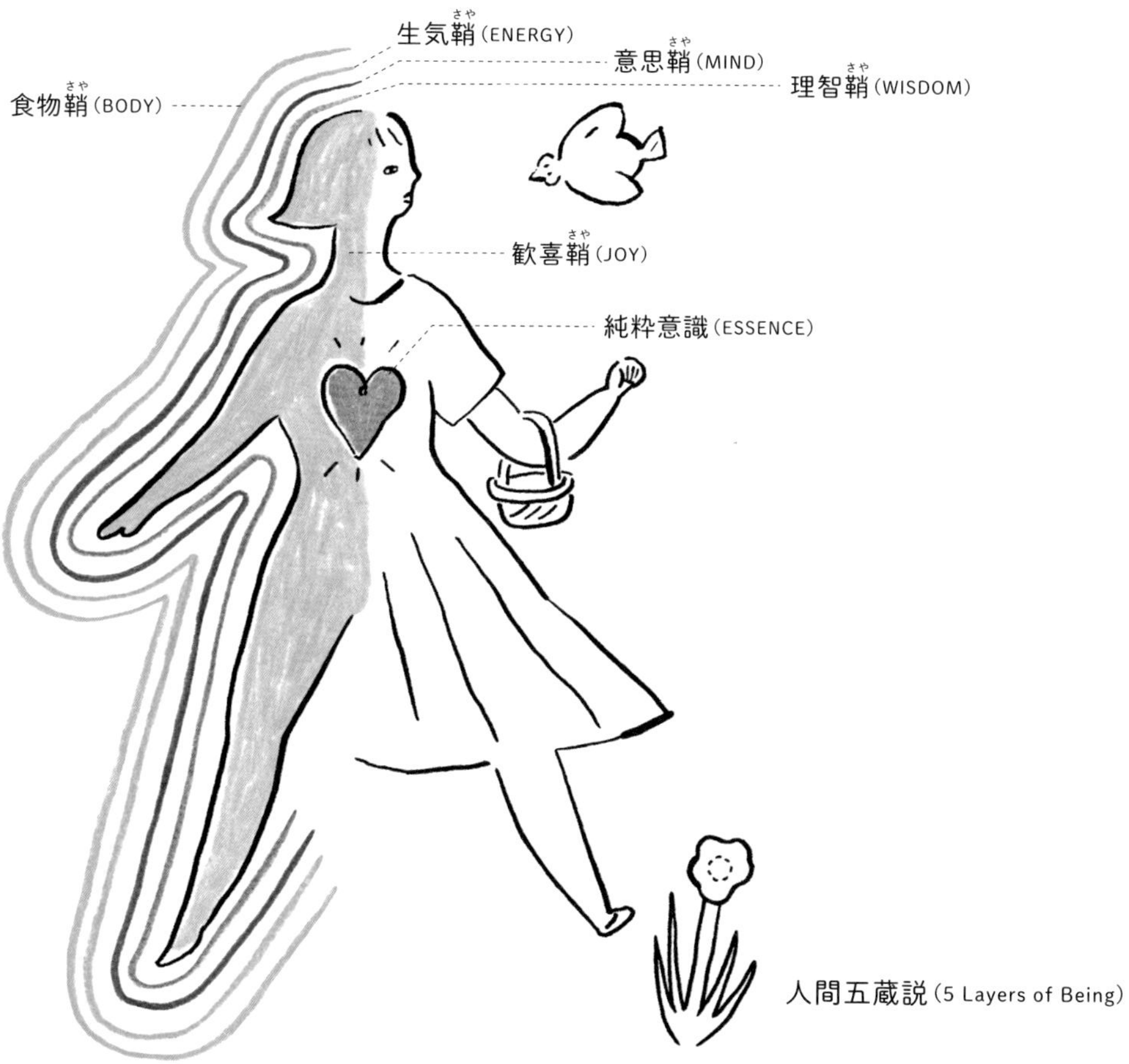
生気鞘《さや》（ENERGY）
意思鞘《さや》（MIND）
理智鞘《さや》（WISDOM）
食物鞘《さや》（BODY）
歓喜鞘《さや》（JOY）
純粋意識（ESSENCE）
人間五蔵説（5 Layers of Being）

ボーッとしすぎると不安になる

何もしないでボーッとしている、安静時に活性化する脳内の一連のネットワークをDMN（デフォルト・モード・ネットワーク）と呼び、これは内なるJOYを覆ってしまう雲の一つです。前《ぜん》頭《とう》前《ぜん》皮《ひ》質《しつ》、後《こう》帯《たい》状《じょう》皮《ひ》質《しつ》、下《か》頭《とう》頂《ちょう》小《しょう》葉《よう》を含むこのネットワークが活性化しているときは、関連性の薄い分野同士をつなげて新しいアイデアを生んだり、インスピレーションが湧いたりすることがわかっており、創造性の高い人はこの部分の灰《かい》白《はく》質《しつ》（神経細胞の細胞体が集まる領域）が厚いそうです[*1]。

しかし、暇な時間が多すぎるなどでDMNが活発になりすぎると、とめどなく自分について考えてしまったり、過去や、まだここにない未来に思いを巡らせ、しばしば不安感が入道雲のように育って光を覆ってしまいます。問題が実際にある、そしてそれが自分でどうにかできるものだったら、前向きに解決する

＊1 2013,The Importance of the Default Mode Network in Creativity —— A Structural MRI Study Simone Kühn Simone M. Ritter Barbara C. N. Müller Rick B. van Baaren Marcel Brass Ap Dijksterhuis https://onlinelibrary.wiley.com/doi/abs/10.1002/jocb.45

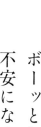

ためにタスクモードに切り替えて思考を使いますが、気にしすぎてしまったり、どうにもできないほど関係の薄いことにもイチャモンをつけて、もっともらしい問題をＤＩＹでつくり出し幸福度を下げてしまうのです。*2

一般的には、活性化しすぎて落ち着かないエネルギーを調和するには静かに休むこと、滞った重いエネルギーを調和するには、適切に行動することや活動することが役立ちます。

しかし、ただ何もせずにリラックスし、ボーッとしてしまうとストレスを解消することにはつながらず、無意識に引っ張られてマインドワンダリング——心ここにあらずの状態が起こり、逆に自分について考えすぎてしまい、心のもやもややザワザワを増殖させる可能性もあるということです。

ただ息を感じる

この本で提案する陰よりのヨガでは、さまざまなサポートされた姿勢を試すことと、呼吸を感じることをアンカーにしてＤＭＮを訓練することを狙います。秒単位で素早く動く陽よりのヨガに比べて、ポーズを長めに保ちます。高速で移動している車の絵を描くことは難しいですが、駐車している車は細部まで描くことができるように、停止することで、よく見えるのです。

物理的に体を気持ちよい刺激を感じるところで休ませることに加え、自分のアクチュアルな体験（今、ここにある身体感覚や呼吸）に意識を向ける練習です。

吸っている息を感じながら、同時にベルサイユ宮殿について考えることはできません。選んだ対象に意識を結びつけることでＤＭＮ

陽のヨガ

- 秒単位で速く大きく動く
- 筋肉に力を入れ、呼吸をコントロールする
- エネルギッシュで元気が湧く
- 心肺機能を活性化させる

陰のヨガ

- 分単位で長めに静止
- 筋肉はゆるめたまま、深部の結合組織に働きかける
- 自然呼吸orスローな腹式呼吸
- 心を落ち着かせるマインドフルネスの練習

＊2 2010, A Wondering Mind is unhappy mind Matthew A.Killingsworth,Daniel T Gilbert
http://www.uvm.edu/pdodds/files/papers/others/2010/killingsworth2010a.pdf

の活動を抑制し、心のザワザワやイライラ、不安感を和らげることを試みます。元来、ヨガは瞑想と≒（ほぼ同じ）であり、マインドフルネスとの共通点も多いのです。さまよう心を、ほどよい負荷をかけることで生まれる身体から立ち上がる感覚と、呼吸のもたらすセンセーションに結びつけ、それを手がかりにアクチュアルな体験にゆるやかに心を向けることで本来のピースに落ち着かせます。*3

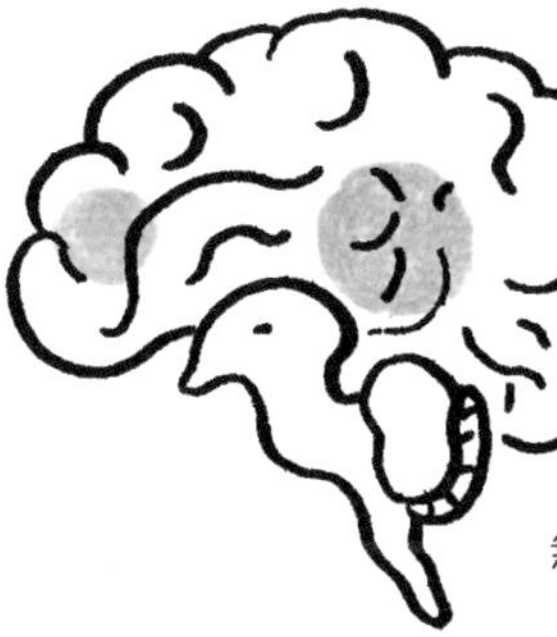

無意識の脳内ネットワークが活動している、アイドリング状態

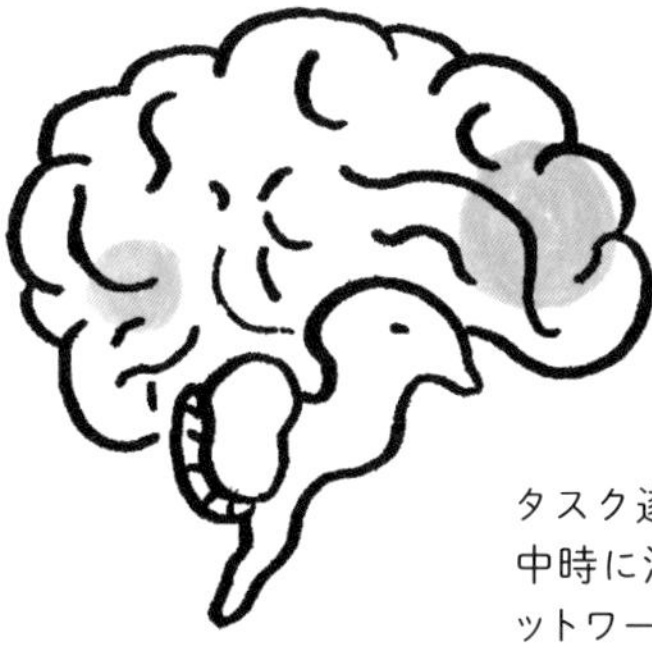

タスク遂行時、集中時に活動するネットワーク

ちなみに「身体」、そして「呼吸」と言語化されてしまうと、まるで別々のものを相手にしているような印象ですが、どこからどこまでが私かという境目は曖昧《あいまい》なものです。体の内側には、膨大な数の細菌が腸や皮膚、口腔など全身に存在して消化や免疫、精神に影響を及ぼしています。外側には動物や植物、人工的に精製されたものや、概念的なものも含めて、無数の存在があります。

内なるものも、外なるものも互いに影響を及ぼし合う一つの連続であり、この瞬間もダイナミックに交流と変化を続けています。変化し続ける環境の中で、今、ここでこうして生きていることは体があって、息をしていることと不可分です。

アップデートされ続けるアクチュアルな体験にエネルギーを向けること、心を覆うもやもや、ザワザワを沈めることで、内なるLOVEに気づく練習をすることは、自分のホームに「ただいま！」と帰ってくることでもあります。

＊3 2015, Meditation leads to reduced default mode network activity beyond an active task
Kathleen A. Garrison, Thomas A. Zeffiro, Dustin Scheinost, R. Todd Constable, and Judson A. Brewer
https://www.ncbi.nlm.nih.gov/pmc/articles/PMC4529365/

〝暴走〟にブレーキを効かせてくれる神経系モード

戦ったり逃げたりするような場面で活性化する交感神経系は「陽」のエネルギー、休息や食事をしているときに活性化する副交感神経系は「陰」のエネルギー。両者はバランスをとるように作用する、というのがこれまでいわれていた自律神経のお話です。

ただ、これでは、リラックスして運動を楽しんでいるときや人前で話すなど緊張する場面で頭が真っ白になる反応などは説明がつきませんでした。

私たちの多くは、いつもギラギラ燃えたり、ごろごろ寝て過ごしてはいないですよね。陰と陽のモードの間には豊かなグラデーションがあることに着目し、哺《ほ》乳類独特の社会的行動から新しい自律神経理論を提案したのが、ポージェス博士のポリヴェーガル理論*です。

この理論では、人間の副交感神経系（ほぼ迷走《めいそう》神経）が2つに分かれていることに着目します。進化のプロセスで最も古い背側《はいそく》迷走（爬《は》虫類的な・C）と交感神経（哺乳類的な・B）、最も新しい腹側《ふくそく》迷走（進化した哺乳類である人間の・A）の3つのモードがあります。

副交感神経の中でも、腹側迷走（A）が常に機能していることで交感神経（B）と背側迷走（C）の暴走にブレーキを効かせ、外部からの刺激を受けた場合にも、ちょうどいい覚醒状態に留まることを支持してくれます。

腹側迷走のスイッチをONに

たとえば、強いショックを受けて立ちすくむ姿（C）と、気持ちよくヨガのポーズで休んでいる（A+C）不動状態の違い。そして、本気で殴り合うけんか（B）ではなく相手が怪我をしないように加減してふざけ合う子どもの相撲ごっこなど（A+B）に違いとして表

＊ ポリヴェーガル理論…MEDCAREYOGAの中野輝基（精神科医・ヨガ講師）。www.medcareyoga.com
『ポリヴェーガル理論入門　心身に変革をおこす「安全」と「絆」』 ステファン・W・ポージェス（著）、花丘ちぐさ（翻訳）

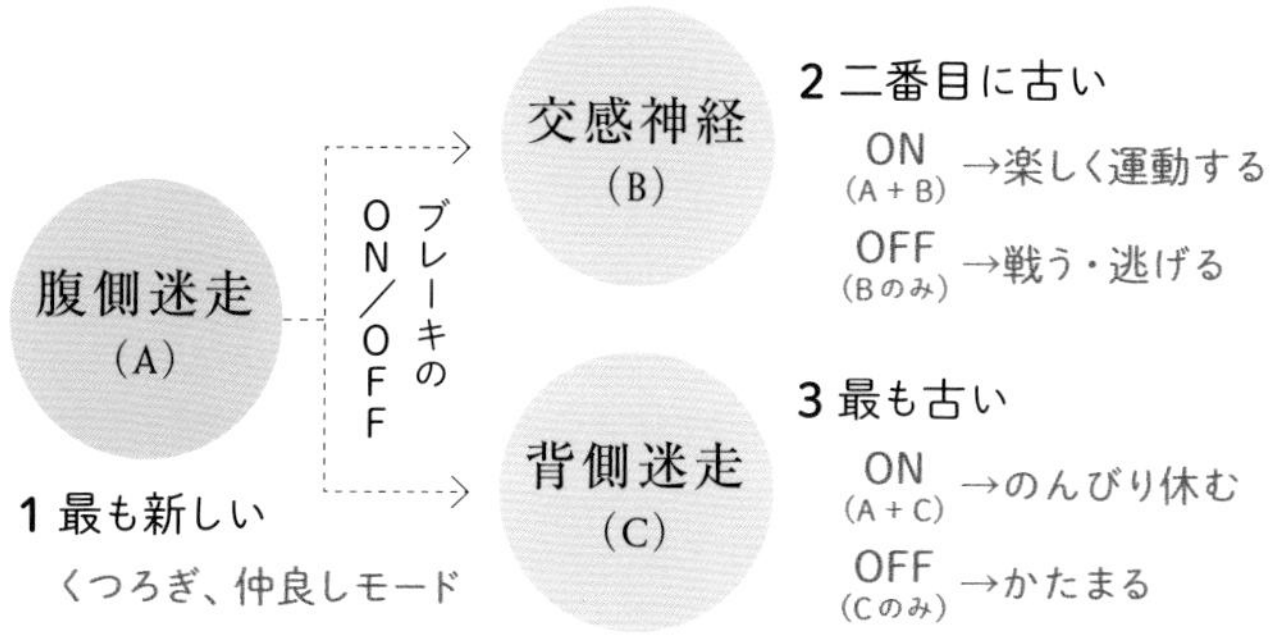
腹側迷走
（A）
1 最も新しい
くつろぎ、仲良しモード
ブレーキの
ON／OFF
交感神経
（B）
2 二番目に古い
ON
（A＋B）
→楽しく運動する
OFF
（Bのみ）
→戦う・逃げる
背側迷走
（C）
3 最も古い
ON
（A＋C）
→のんびり休む
OFF
（Cのみ）
→かたまる

れます。Aと組み合わされているほうが、より穏やかで消耗しないモードですよね。

もう一つの例として、乗ろうと思っていた飛行機が大幅に遅延する、など思ってもいなかったハプニングが起きたとしましょう。声を荒げて怒鳴ること（B）、頭が真っ白な思考停止になること（C）。これらの反応を、ほとんど半自動的に選択しています。困ったなぁ、と思いながら怒りやパニックに陥らず、今から帰れる新幹線を探したり、その日はホテルを予約して地元の名産を食べよう！　と心を切り替えるのが、腹側迷走が十全に機能している人の対応例です。

人同士は互いにつながり合い、表情や声のトーンから「安心できる相手だな」「傷つけられそうな相手だな」、というようなジャッジを相互に出し合って、自分のモードを無意識下で最適化します。何かあるごとに「陽」に振り切れすぎたり（B）、「陰」に落ちすぎたり（A）するのも、決して悪気があるからではなく、防衛反応として行っているのです。

人それぞれ、そのような神経モードを育ててきたやむを得ない背景があります。しかし、寿命も長くなったので「基本は極端な浮き沈みの少ない穏やかな省エネモード」で過ごせる力を新しく育んでいくと、自分もまわりも楽でいられます。

そのためには、目的を達成するのに必要最低限の力を出して頑張る時間、好きな人たちとのんびり過ごす時間、一人で好きなことをして充電する時間の、腹側迷走を働かせた三位一体のバランスを意識することが役立つのではないでしょうか。ベースとなる腹側迷走を滋養する時間、たとえば、鼻から行うスローな腹式呼吸を思いついたときいつでも練習すること、やさしい顔の表情で過ごせる時間や人とのつながりを大切にすること、もし合うようであればこの本で紹介しているヨガを実践するなどを、試してみてください。

いろいろ頼って、その日を助けてもらう

　気分の振れ幅が大きいときや言葉がきつくなるときは、頑張る時間や人と会うことが続いたとき。滋養が不足し、自力でモードを調節する力が弱くなっているのかもしれません。

　歌いながら自転車を漕ぐうちに元気が出てくる夕暮れどきや、お気に入りのアイスクリームが冷凍庫にあることを楽しみに乗り切れる日もあったりします。なかなか外出もできない時期、甘いもの、音楽、スポーツやファッションなど、手近で気分転換になるものに助けてもらうやり方もあります。

　ときには、にっちもさっちもいかない気分を調節してくれる〝飴玉〟を利用して悩みとの同一化を手放し、気分転換してその日をやり過ごしましょう。そうした意味で、チーズやチョコレートなど、この世にある美味しいものや、動画やSNSなどの楽しいもの、美しいアートを生み出してくれている方々に感謝です。いろいろ頼りながらも、持続可能でヘルシーな心身の調律法も併用するとバランスがいい感じです。そして、美味しいものは心を落ち着かせて味わって食べると一段と美味しさが増します。

　必要なときに活力を上げられる自在なモード、自分も満ちていて、まわりとも仲良くできる気楽な状態が初期設定になっていたら生きやすいですよね。

　敬虔《けいけん》なムスリムの人たちは、一日5回モスクに向かって礼拝をするそうですが、私はこの本を通じて、内なるくつろぎの源にチューニングを合わせること、それを一日5回とはいわずとも、スマホを覗き込む時間を朝か晩に5分ずつ減らしてでもやってみることを提案したいのです。

　そこで育まれる力は、心に滋養を与え、どんなときも遍《あまね》く満ちているライフの美しさを味わう受容体を、復元させてくれる力の根源であるような気がするからです。

part 2

みずみずしい呼吸をする

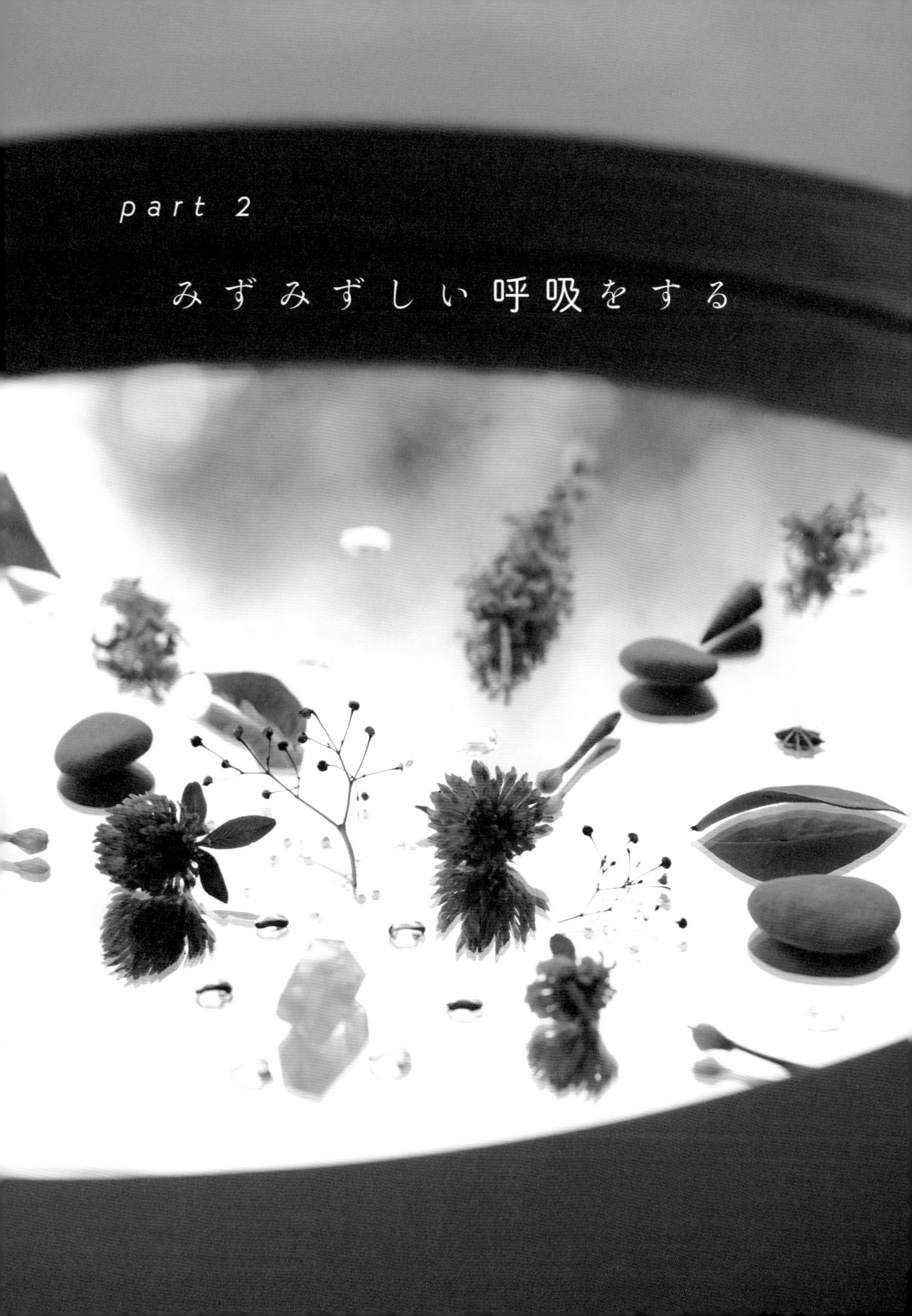

いつでも、どこでもできて心身に恩恵をもたらす「呼吸」

地球には海があります。太陽の熱で海水は温められて空に上昇し、細かい水や氷の粒が集まっては雲が生まれ、雲は雨を降らせて大地を潤します。

　海に大小の波が遍《あまね》く満ちているように、私たちの人生の背景にも、常に呼吸のリズムがあります。息を吐いて、息を吸う。ただ、それを繰り返すだけなのですが、まったく同じ波が一つとしてないように、呼吸にも一つひとつ味わいがあります。

　いつでも、どこにでも持ち運ぶことができ、体にも心にも恩恵があって、ある程度の広さがないとできないポーズよりも、より手軽なレメディ（処方箋）が呼吸です。

「息」は「自分の心」と書きますが、気の向いたときにいつでも、心を整えるように、やさしく息をしてみましょう。

　この本で提案する呼吸は、浮き沈みする心をちょうどいいところへと落ち着かせてくれます。心が落ち着いていると、穏やかな自分でいられるので人間関係が良好に保たれます。より衝動的ではなく理性的でバランスのとれた判断を選ぶことができるため、トラブルに巻き込まれることが減ります。

　疲労からの回復や、悩みからの避難、集中力の向上、創造的な自分へとシフトしてくれるこのパワフルな力に親しむことは、仕事をするうえでも、生活を回していくうえでも役立つでしょう。

覚醒した状態に副交感神経がブレーキをかけてくれる

呼吸を少し細かく見てみると、横隔膜《おうかくまく》を上

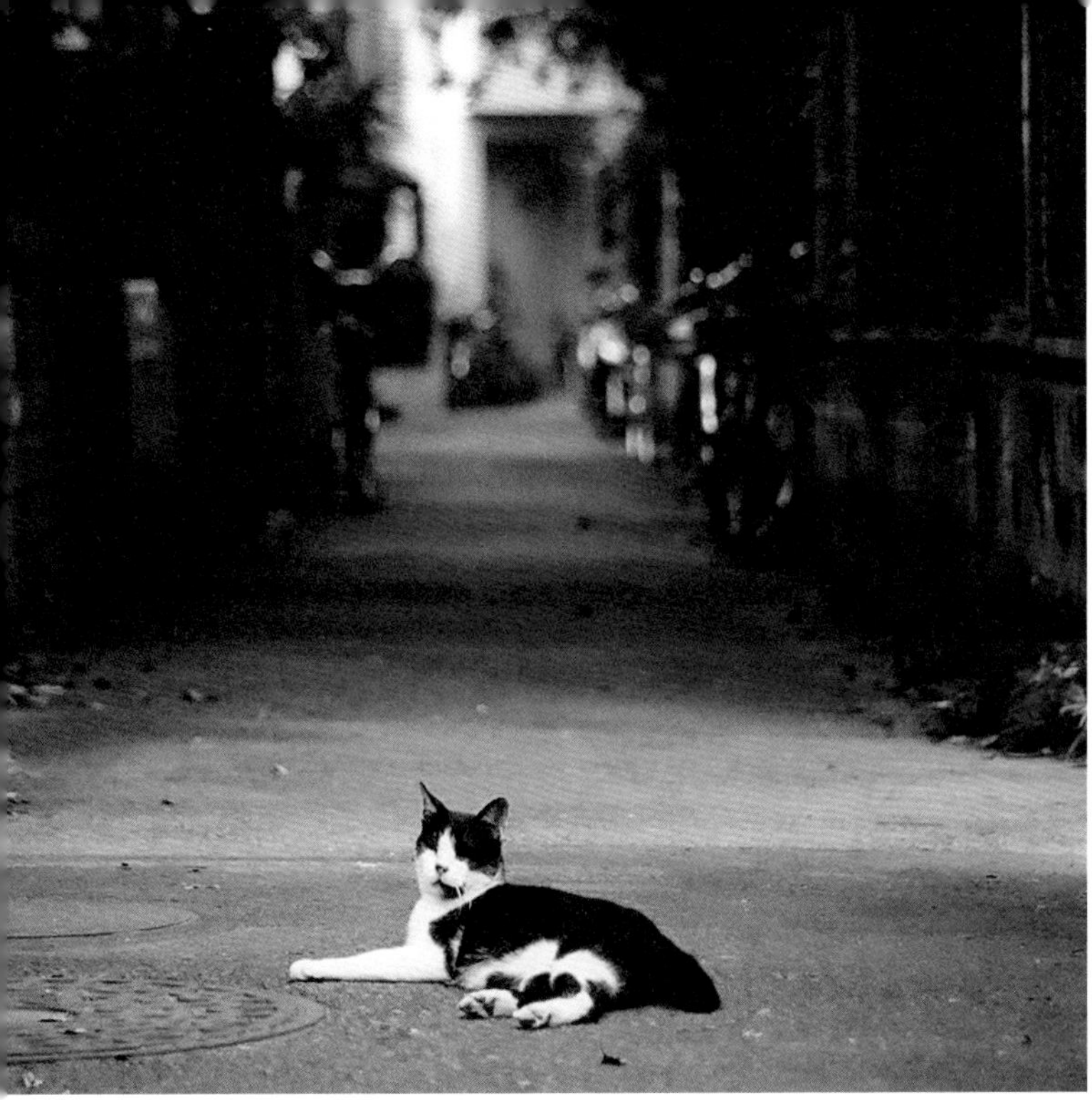

下させる腹式呼吸と、肋間筋《ろっかんきん》の働きで胸郭《きょうかく》を広げる胸式呼吸、その混合型があります。それぞれ特徴がありますし、両方を組み合わせた完全呼吸法もヨガ教室では練習しますが、この本では、操作されていない「素の呼吸」を楽に意識することと、ゆったりとしたみずみずしい腹式呼吸を主に扱います。

ていねいに、すっかり息が空になったように感じられるまで息を吐き切ることを何度か繰り返すと、心が落ち着きやすいと思います。

必要以上に覚醒した状態に副交感神経がブレーキをかけてくれるため、気が昂《たかぶ》りやすい人のアンガーマネジメントとしても役に立ちます。

- 目を閉じて、息の流れる様子を感じてみましょう。鼻から入る息は気管支を通って肺に満ちていきます。鎖骨の上、わき腹、みぞおちのあたり……。肋骨の内側いっぱいに広がるスペースに、どんな感覚があるでしょうか。おなかのあたり、背骨のカーブに動きはありますか。

- 肺は、それ自体が独立して動くものではないのですが、左右前後に包んでいる肋骨と下から支える横隔膜が伸び縮みすることにより呼吸を生みます。呼吸の主導筋である横隔膜が上下することで腹圧に変化が生じ、息を吸うときにおなかが前に横に広がるように、息を吐くときにおなかを背骨のほうにハグしているのが腹式呼吸の特徴です*。

- おなかの内側に丸い風船が広がったり縮んだりするような、海綿に水をたっぷり含ませては手で絞るような、花が開いたり閉じたりするようなイメージを利用してもよいです。

- ヨガではいきいきとした生命エネルギーが組織全体に行き渡っていくとイメージしながら朝窓を開けて呼吸をします。すっきりした気分で一日をスタートさせることができます。

* 高血圧、心疾患、妊娠中などの理由で腹圧を高めることが禁じられている人は、ごくやさしくおなかの皮膚を引き寄せるようにします。

呼吸で自律神経のバランスを整える

心地よい程度に速度を落とした腹式呼吸を行うこと、すなわち横隔膜を上下させて息をすることは、貫通している自律神経に働きかけます。息を吸うたび、副交感神経のブレーキがゆるんで心拍のスピードが上がり、息を吐くたび、副交感神経のブレーキが働いて心拍が下がります。つまり、健康な人ほど呼吸をしている間中、絶えず鼓動は早まったり遅くなったりします。この緩急の差が大きいほど、自律神経システムがしなやかに状況に対応できているサインです。

自分の脈を測って、この心拍変動（Heart Rate Variability）をセルフチェックしましょう。リラックスした楽な姿勢で、手首の親指側にある脈に反対の手の人差し指、中指、薬指を3本並べてやさしく触れて脈を探ってみます。軽く押したり、微細に動かしたりして指の腹でリズムが感じられたら、目を閉じてその感覚に集中してみます。そこから、スローな腹式呼吸を意識しましょう。

吸う息でおなかふっくら、吐く息でおなかを背骨側に引き寄せることを繰り返します。息を吸っている間に比べて、吐いているときは脈がややゆっくりになっているでしょうか。

鼻から息を吸う

人間の呼吸には、主に口呼吸と鼻呼吸という選択肢があります。マスクをしている時間は、ついつい口呼吸になってしまいがちですが、もし鼻が詰まっていなかったら、鼻呼吸のメリットは大きいものです。

ヨガでは、「目は心の窓　鼻は心のドア」という言葉があり、ぬるま湯に塩を入れて鼻うがいをしたり、綿棒で鼻の内側に白ごま油を塗布したり、粘液性の分泌物が気道をふさがないよう食事を調節したりもします。

鼻腔は空気をフィルターしてホコリや外敵の侵入から体を守る免疫の要でもあるため、口を閉じて鼻から息をすることを心がけるこ

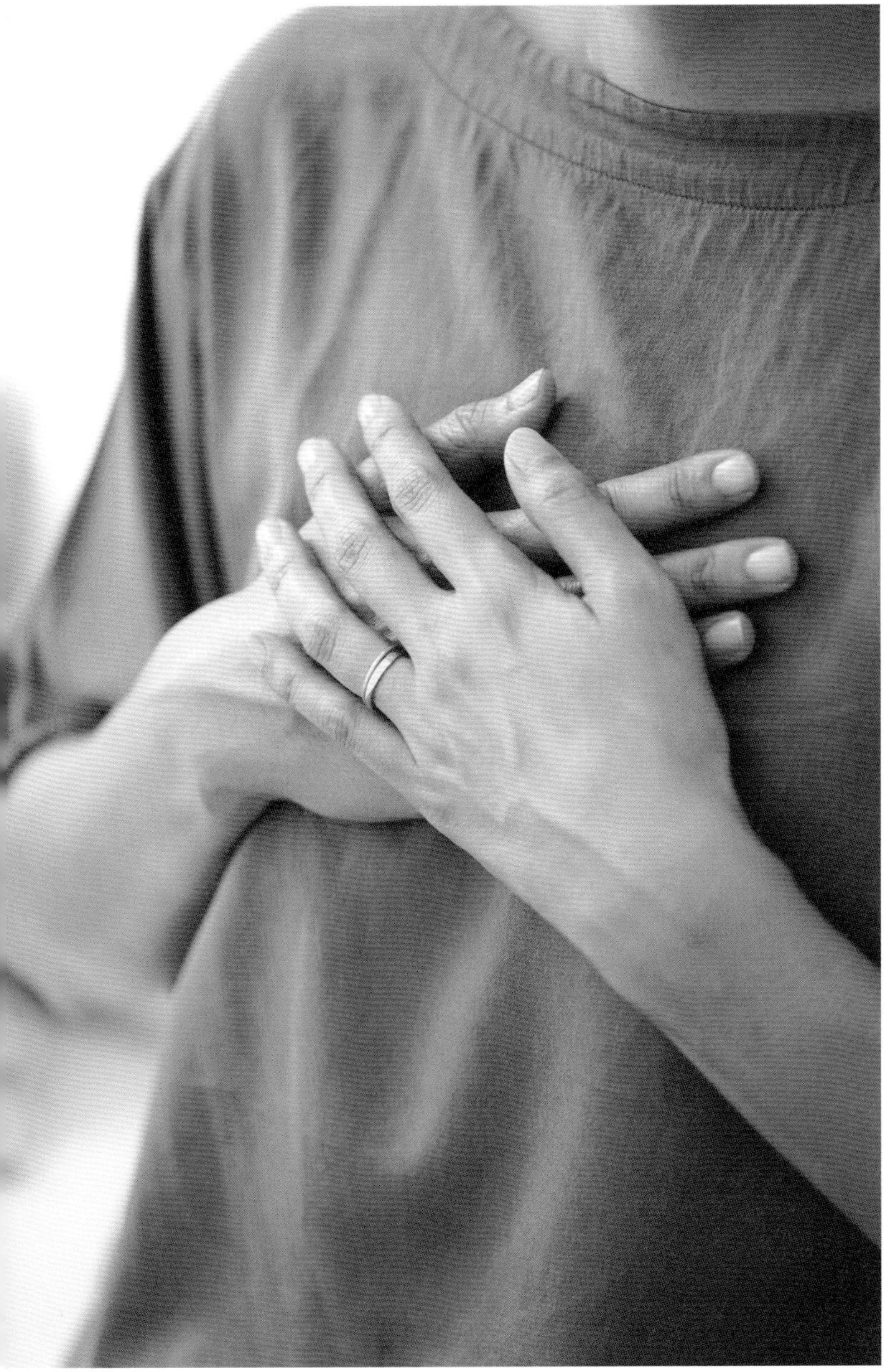

とは、感染症対策としても意味があります。

鼻からの呼吸には脳を活性化し、私たちの行動に変化を与える効果もあります。ノースウェスタン大学で行われたある研究*によると、鼻から息を吸っている間中、危険を感じたときに「大変だ！ 急げ！ 戦え！」と警戒アラームを鳴り響かせる恐怖中枢の扁《へん》桃《とう》体《たい》や、短期記憶を司る海馬の電気活動が高まり、より正確になるのだとか。最近、そそっかしくなって忘れものや勘違いが増えたなぁ、本当はイライラしなくてもいいときに、興奮しちゃってるなぁ、という人はゆっくり鼻から息を吸って落ち着きましょう。吐く息は鼻からでも口からでも大丈夫です。

＊ Nasal Respiration Entrains Human Limbic Oscillations and Modulates Cognitive Function. Christina Zelano et al. Journal of Neuroscience. December 7 2016; 36(49): 12448-12467 https://www.jneurosci.org/content/36/49/12448

体のエネルギーに意識を向ける練習
——呼吸を感じる

「何もしないでそこに座っていて」と言われるのが、心は苦手です。DMNのところでもお話ししましたが（↓18ページ）、餌を釣り針にひっかけて魚を釣るように、蝶が花に止まって蜜を集めるように、何かくっつける対象があったほうがハッピーです。

やさしいポーズをとることで体内から立ち上がるセンセーションを、「餌」「花」「気づき」の対象として練習しましょう。

体は個々にユニークですから、写真と説明文は「自分の体との関係性を深めるヒント」くらいにゆるく留めて参考にしてください。

「陽」モードで緊張しがちな筋肉や結合組織がゆるむことで、内的な生理状態が静まり「陰」モードへ変化します。

1

自分にとって心地よい刺激を感じる、ちょうどいい塩梅はどこでしょうか。息はどのように感じられるでしょうか。好きなように、もじもじ体を動かし、クッションやタオルなどを使ってポーズを自分の体に合わせましょう。
気持ちいいくらいまで伸びているところ、呼吸とともに動く部位に意識を向けます。

2

「自分にとって、楽で気持ちのいいくらいの穏やかな刺激」であることが、いつでも優先順位の上位にあり、痛みはもちろんご法度です。逆に、何も感じなかったらほどよく体を感じることができる位置までじわじわとポーズを深めてください。
ポーズ自体が目的ではなく、呼吸の流れや身体感覚という微細なエネルギーに意識を向けるための練習です。肩の力を抜いて、やりすぎないことが大切です。

プロップ

・座布団、クッションなど
何かお尻に敷くもの
…骨盤を支える

呼吸を感じる 1

手をおなかに当てる

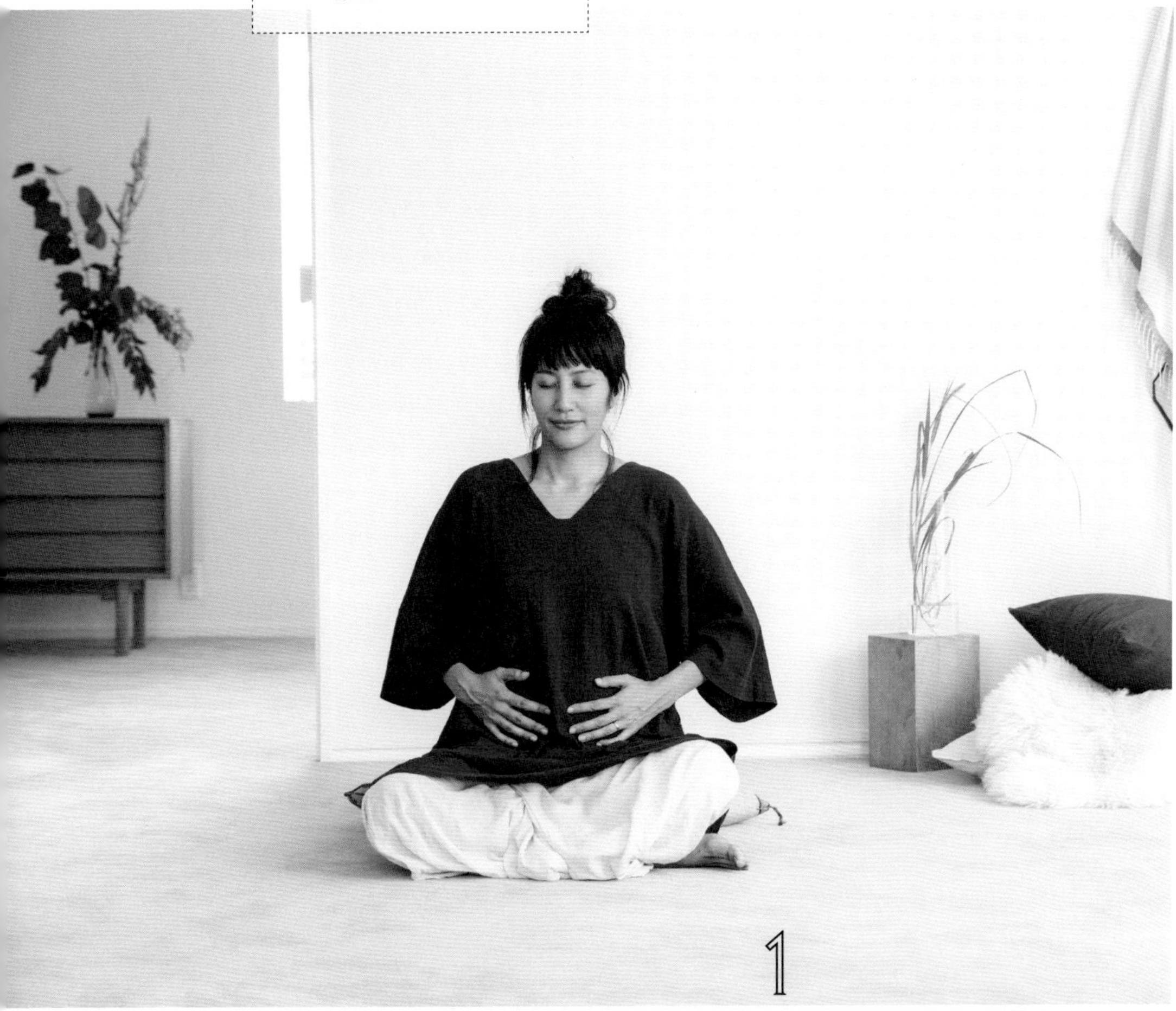

1

クッションなどを下に敷き、
背すじを自然に伸ばした
楽な姿勢で座ります。
軽く唾を飲み込んだり、
ため息をつくように吐く息を
長く解き放ったりしながら、
肩まわりやあごの噛み合わせなどに
たまりがちな緊張した部分を
ゆるめてみましょう。

2

手をおなかのあたりに添えてください。
手のひらを通じておなかの奥の感覚、
呼吸の広がりをセンスします。
吸う息でおなかがふっくらと広がり、
吐く息で中心に集まっていく様子。
のびやかな拡大と収縮のリズムを
感じます。

呼吸を感じる 2

手を肋骨に当てる

プロップ

- 座布団、クッションなど何かお尻に敷くもの…骨盤を支える

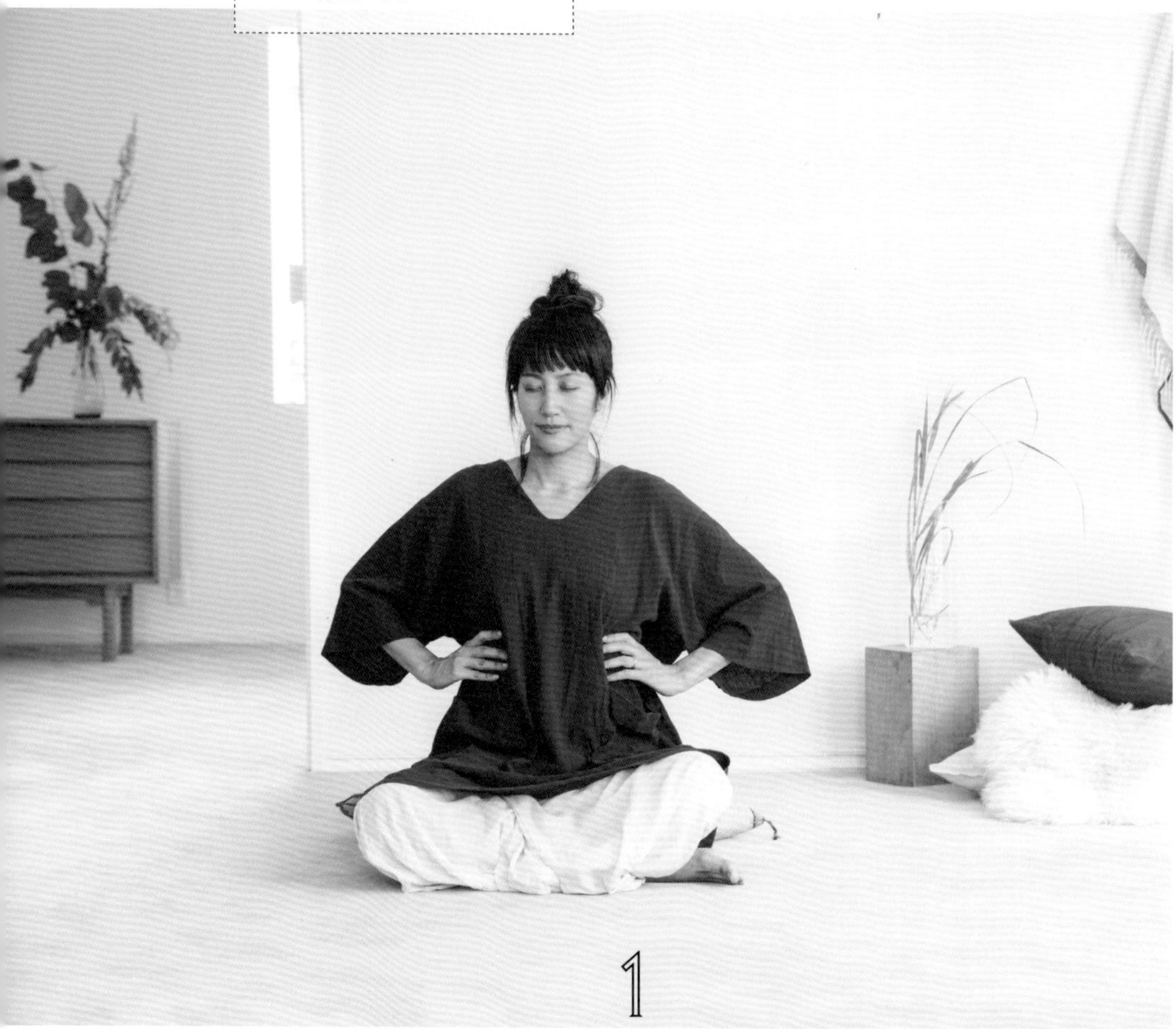

1

肺を包んでいる肋骨のあたりを、
大きく開いた手のひらで
やさしく包んでみましょう。

2

親指を後ろ側に、残りの指を前側に添えて。
ふれているわき腹のあたりに広がる
呼吸の波、体が立体的に伸び縮みする
様子を観察しましょう。

3

よかったら呼吸に合わせて体を
ゆらゆら揺らしてみましょう。

呼吸を感じる 3

手をわき腹または鎖骨に当てる

プロップ

- 座布団、クッションなど
  何かお尻に敷くもの
  …骨盤を支える

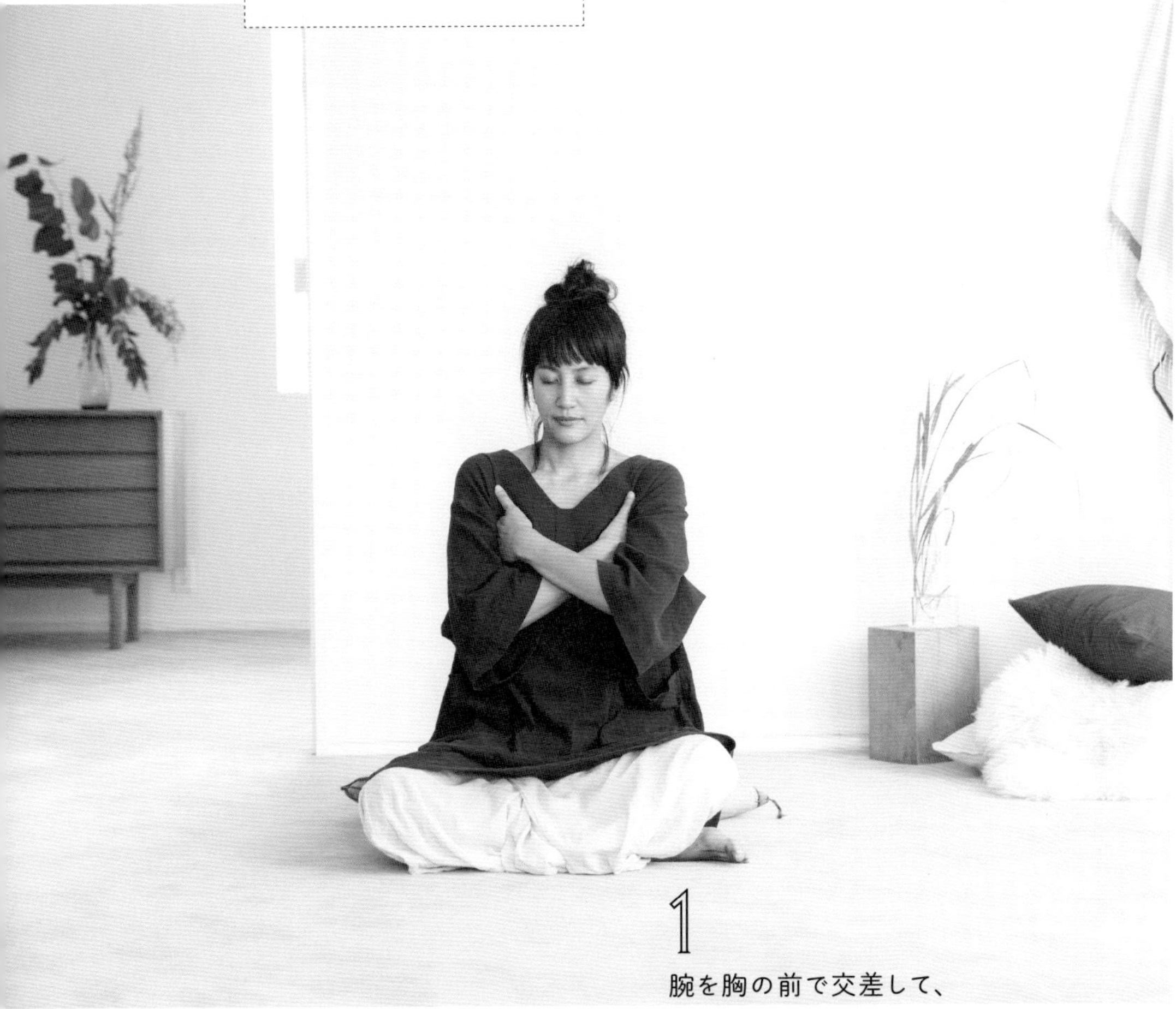

1

腕を胸の前で交差して、
体温計で熱を測るように
反対のわきの下に手を差し込みます。
手のひらの温かさややわらかさ、
その下に広がる肋骨の動きを感じながら、
気持ちよく、マイペースに
深い呼吸をとってみます。

2

吸う息の涼しさ、吐く息の温かさ。
1秒ごとにアップデートされる感覚を
感じられるがままに味わいましょう。

呼吸を感じる 4

呼吸の広がりに合わせて

楽な呼吸

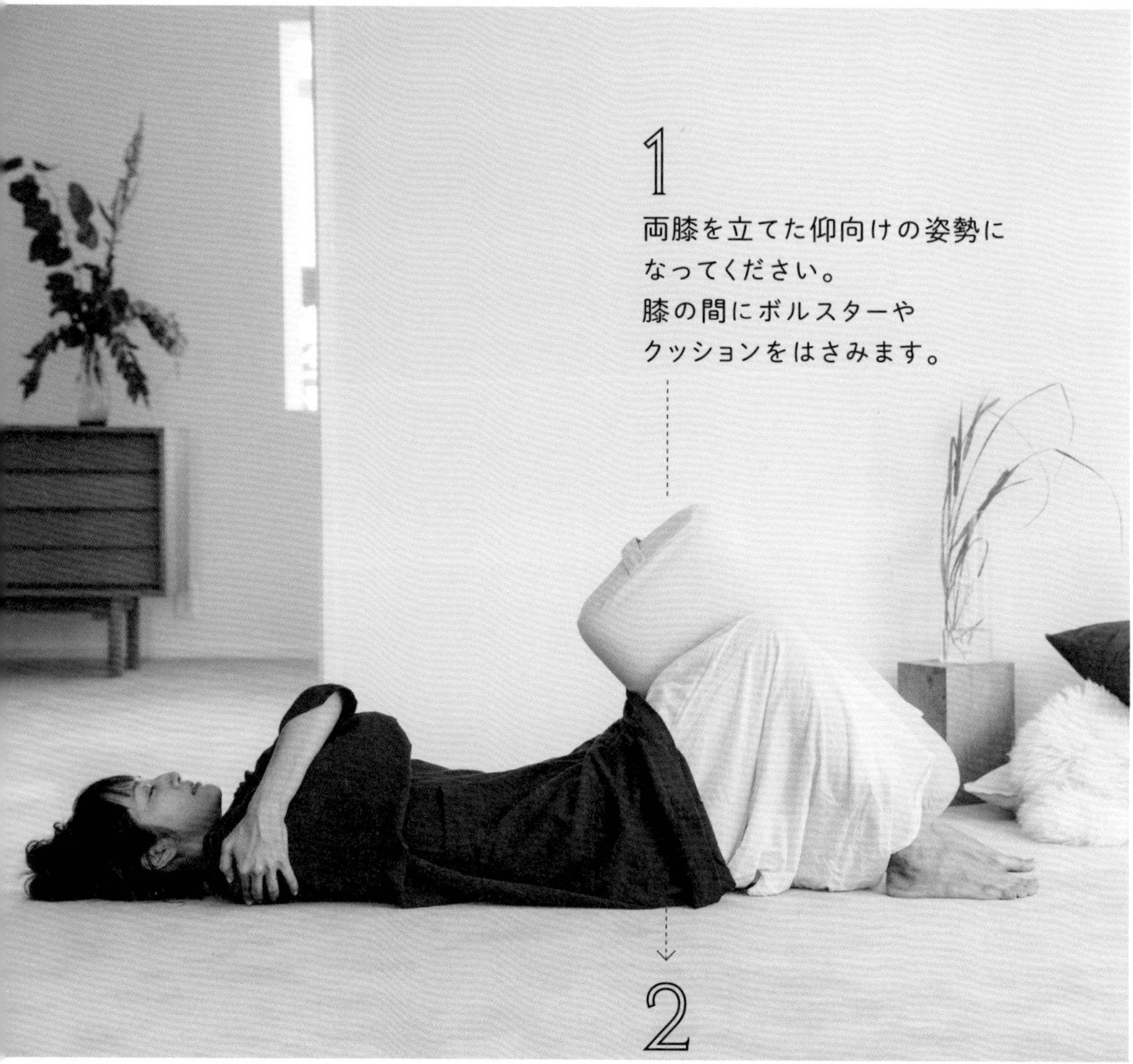

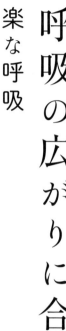

1

両膝を立てた仰向けの姿勢になってください。

膝の間にボルスターやクッションをはさみます。

2

腕を頭の向こうに気持ちよく伸ばして指先を広げ、気の向くままに深呼吸やあくびをしても。

そこから、体の前で腕を交差するか、腕組みをするように、セルフハグの姿勢をとります。

3

徐々に呼吸の流れへと意識を向けて、自分にとって心地よいゾーンの中で、息を体の深いところへ招待します。

一つ息を吸うたびに、吐くたびに、体内に広がる揺らぎを感じましょう。

and more

ボルスターでサポートしたサボテンの腕

プロップ

- ボルスター、ブロック …腰を楽に、腹式呼吸を促す
- ブランケット …首を支える

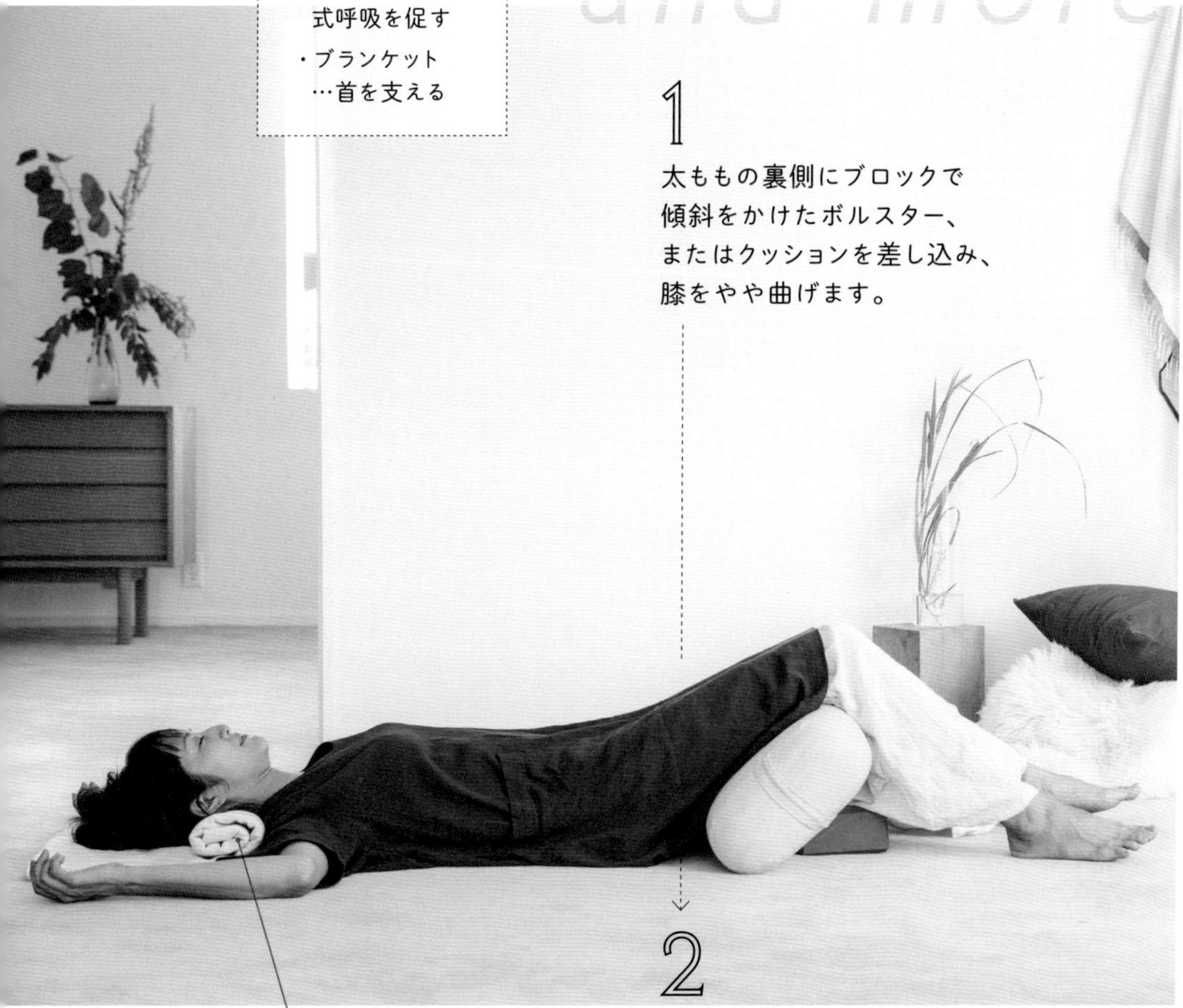

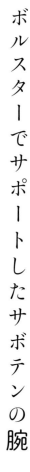

少し丸めて高さを出したブランケットで首の下を支えても。

1
太ももの裏側にブロックで傾斜をかけたボルスター、またはクッションを差し込み、膝をやや曲げます。

2
気持ちよいところが見つかったら、重力に身をまかせて休みます。

3
無理のない楽な呼吸を自分のペースで重ねながら、こわばりや硬さを感じるところが見つかったら、その方向に息を吹き込み、吐く息でゆるめるようなイメージで、何度か呼吸を送ってみることを試しても。

4
呼吸の広がりを感じながら、しばし休みましょう。

「今・ここ」をあじわう練習

——体の声を聞く

前ページまで紹介してきた呼吸のポイントは、鼻からゆっくり腹式呼吸をすることです。ここでは、腹式呼吸をベースに、下の3つの中から、自分に合う呼吸のやり方をポーズごとに試してみてください。

体がこの場に留まること、意識を向けることで、「徐々に深まる呼吸に気づいている」という瞑想の練習でもあります。

カウントするような管理呼吸もよいのですが、慣れてきたら呼吸を自由にして、広々としたドッグランを喜んで走り回るワンちゃんのように好きに遊ばせてみてください。

そして、そこから広がる気持ちのいい感覚を、ただやさしく見守り続けてみましょう。

1

4カウントで息を吸い、4カウントで息を吐く。

2

自然な呼吸の流れを、ただ意識する。

3

吸う息が鼻腔を通る感覚に注意を向ける。

鼻からでも口をすぼめてでもいいので、吐く息を長く最後まで吐き切る。吐き切った後わずかな間をとり、吸う息に戻ることを繰り返す。

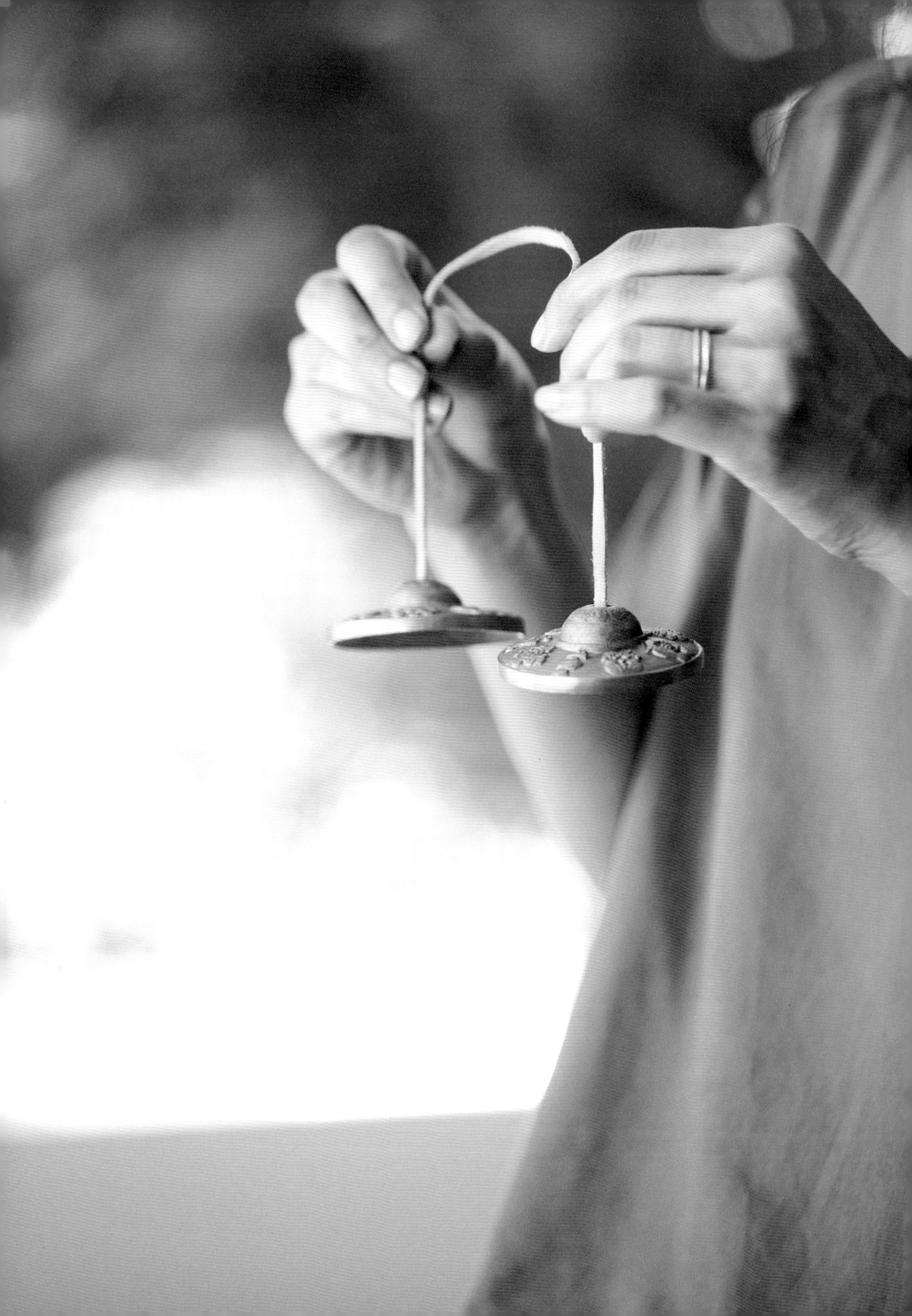

体の声を聞く 1

下向きのシャバーサナ

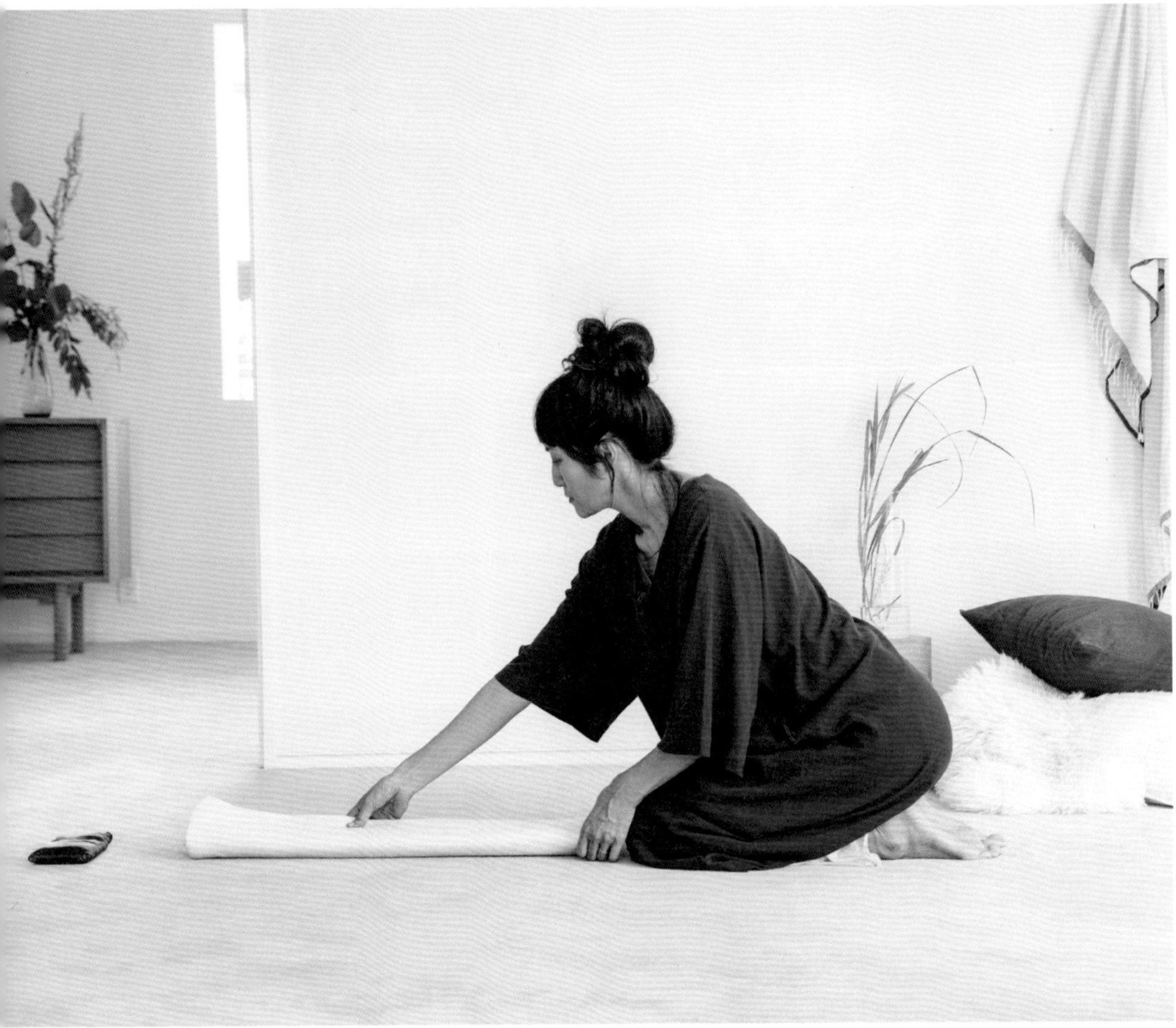

1

折りたたんだブランケット、
またはクッションを
胴体の下にくるように置いて、
うつ伏せの姿勢をとってみましょう。

2

腕を重ねて頭を支え、
足は自然な腰幅からやや外側に開いて、
楽な姿勢を探ります。
ちょうどいい塩梅に体が落ち着いたら、
重力にまかせてすっかり委ねることを
練習しましょう。

プロップ

・ブランケット
…胴体を支える

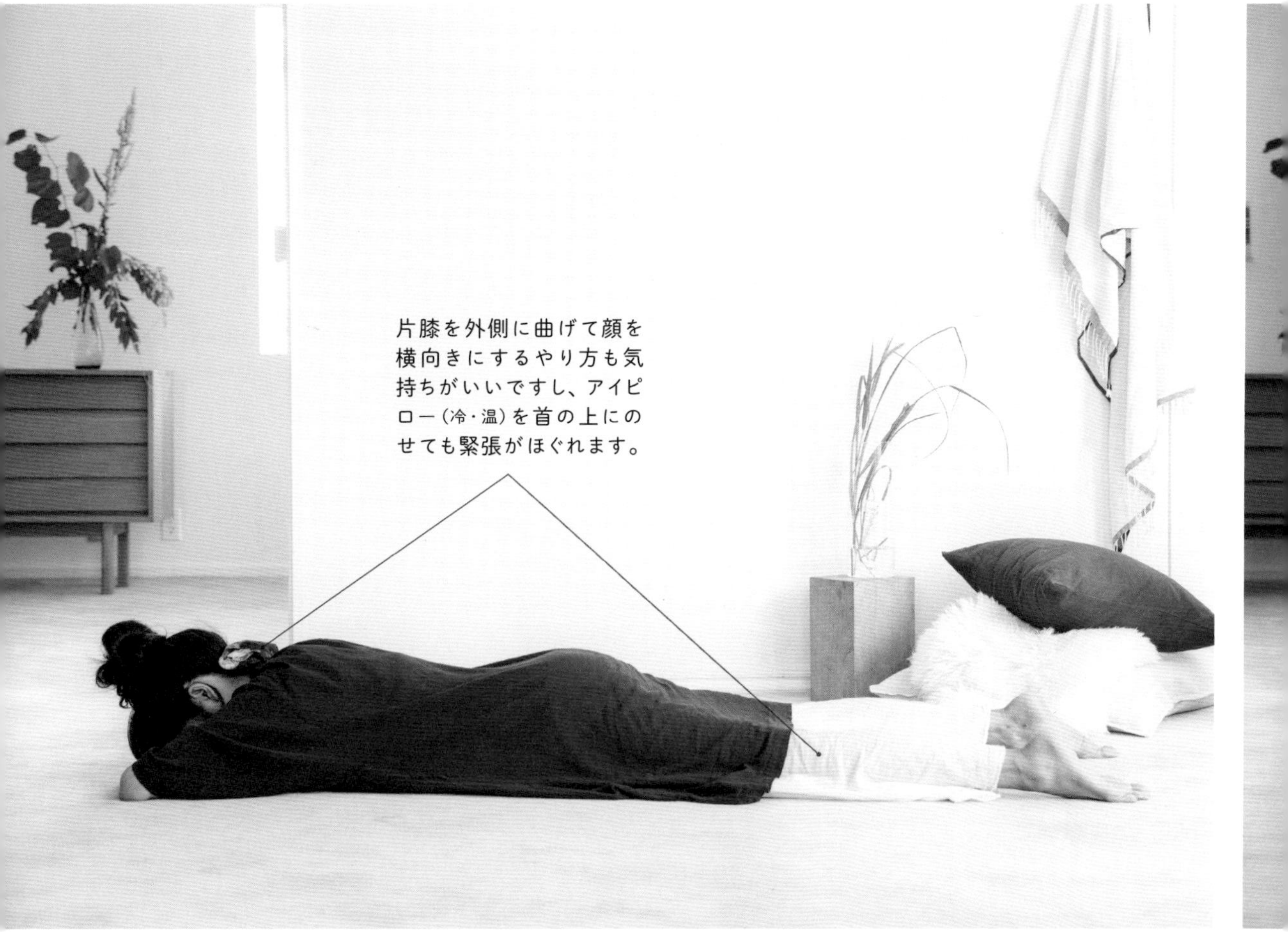
片膝を外側に曲げて顔を
横向きにするやり方も気
持ちがいいですし、アイピ
ロー（冷・温）を首の上にの
せても緊張がほぐれます。

3

フライパンに落とした
パンケーキの生地がまあるく広がるように、
呼吸の動きがおなかのあたりから
放射状に広がる感覚をエンジョイしましょう。

体の声を聞く 2

サポートされた橋

プロップ

- タオル
  …首を支える
- ブロック
  …骨盤を支える

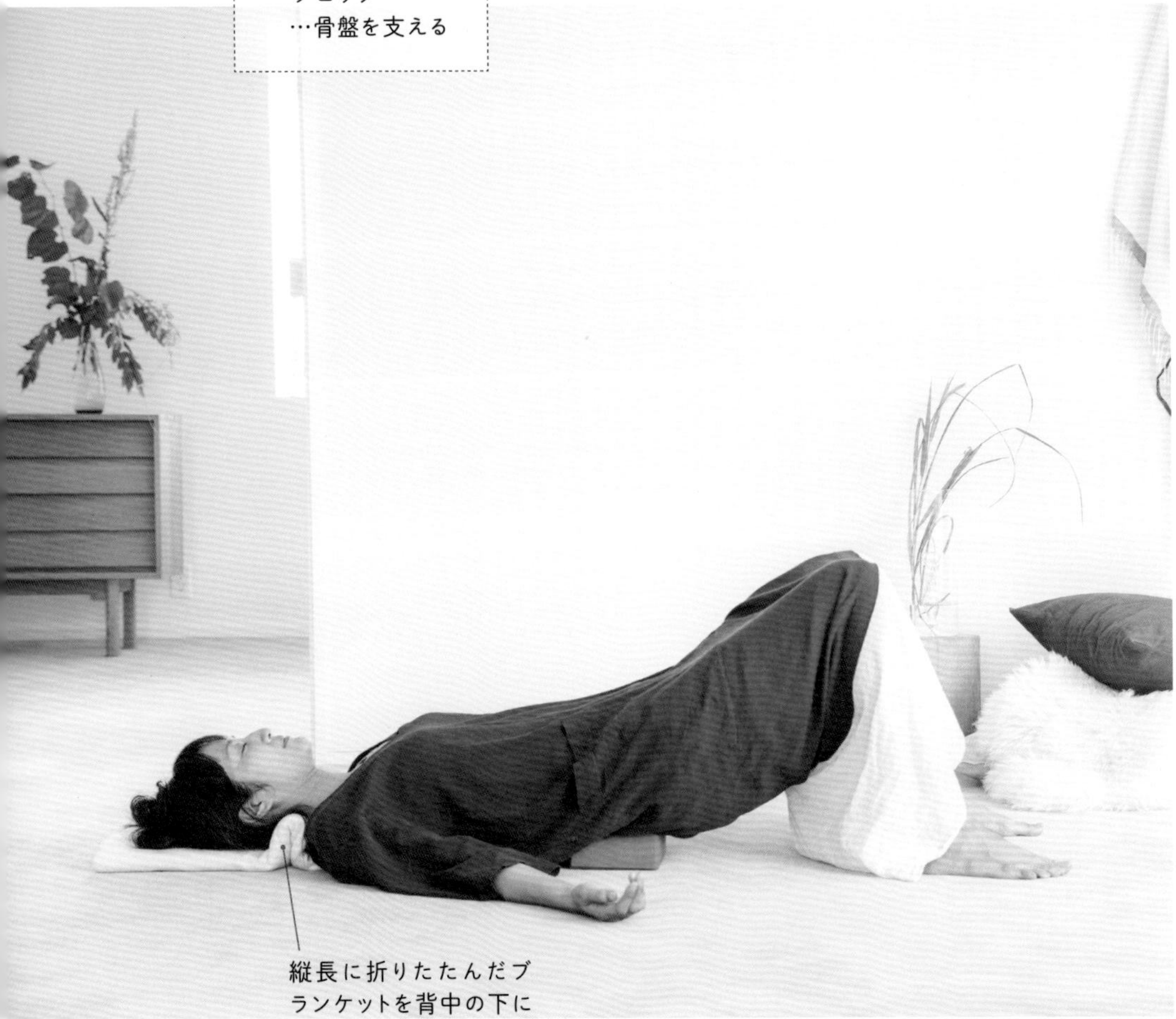

縦長に折りたたんだブランケットを背中の下に差し込み、首をサポートするように折り目をつけてもよいかもしれません。

1

仰向けの姿勢で横になります。

2

姿勢が安定したら、
骨盤の重さをブロックに委ねます。

3

自然な呼吸の広がりとともに
ただ休みます。
両脚を前方にすっかり伸ばしたり、
足首を交差して休むのも
気持ちがよいです。

体の声を聞く 3
サポートされた子どものポーズ

プロップ

- ブロック、ボルスター
  …上半身を支える
- クッション、座布団など
  …骨盤を支え、膝を守る

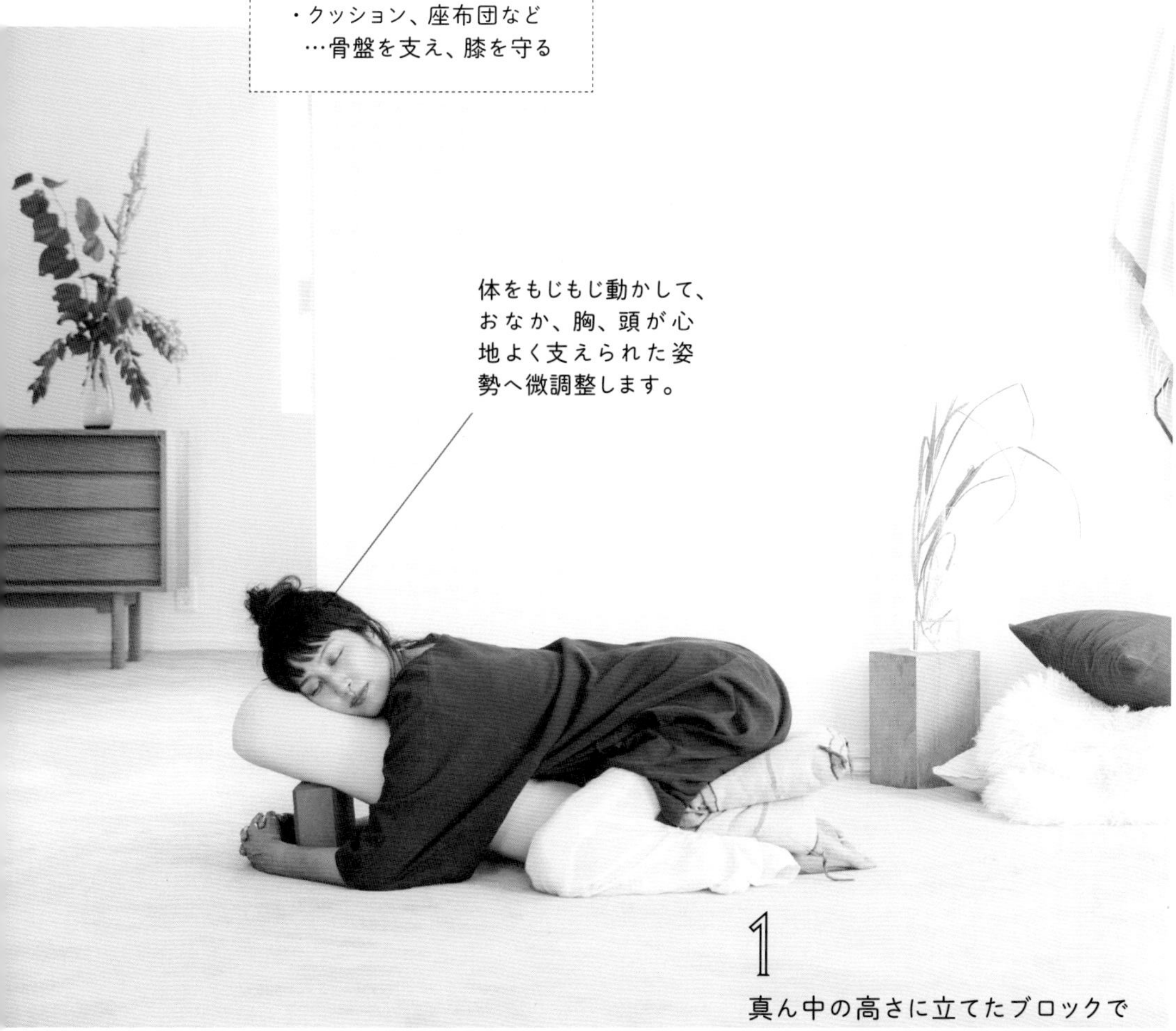
体をもじもじ動かして、おなか、胸、頭が心地よく支えられた姿勢へ微調整します。

1

真ん中の高さに立てたブロックで
ボルスターの端を支え、
膝をやや広げた正座で座ります。

2

骨盤の下にクッションなどを
差し込み、両手はボルスターを
はさむように床に下ろしましょう。

3

吸う息で背すじを伸ばし、
吐く息で上体をボルスターの上に少しずつ
下ろし、顔は楽な方向に向けましょう。
重力を利用して体をボルスターに休ませ、
おなかの内側をマッサージするような
深い呼吸を味わいましょう。

体の声を聞く 4

仰向けの合《がっ》せき

プロップ

・ブロック、ボルスター、クッション…上半身を支える、膝下を支える

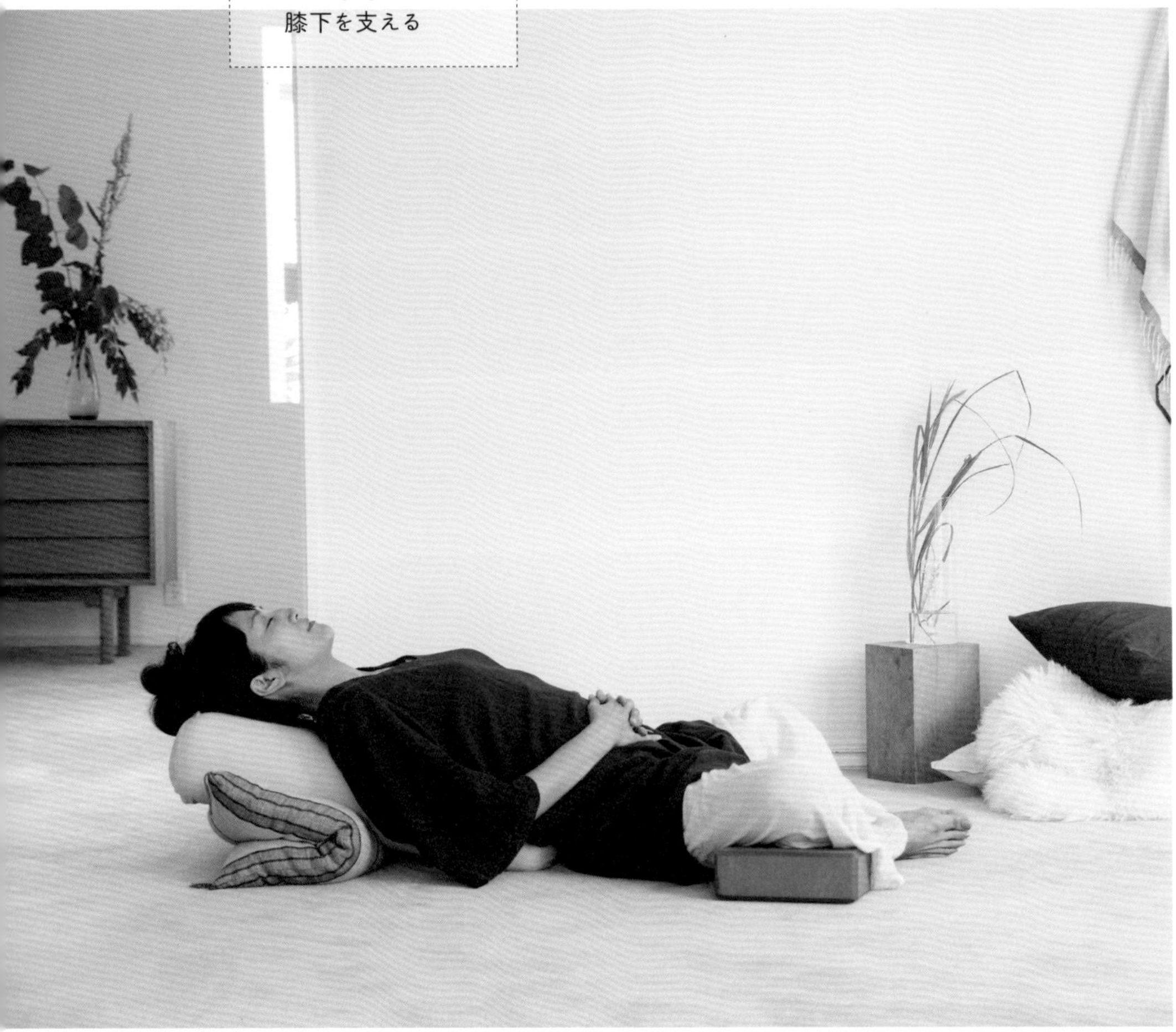

1

ボルスターの端をブロックやクッションで支えて、
やや傾斜をつけます。
足裏を合わせた合せきの姿勢をとり、
ブロックがあれば膝の下を支えます。

2

両手を床について一度骨盤を持ち上げ、
少し後傾させて下ろしてから
手を後ろに歩かせて
背中をボルスターの上に休ませます。
伸びているところを意識しながら、
みずみずしい呼吸を広げましょう。

体の声を聞く 5

仰向けの安楽座

プロップ

- ボルスター
  …腕を支える
- ブランケット、座布団など
  …胸をひらく

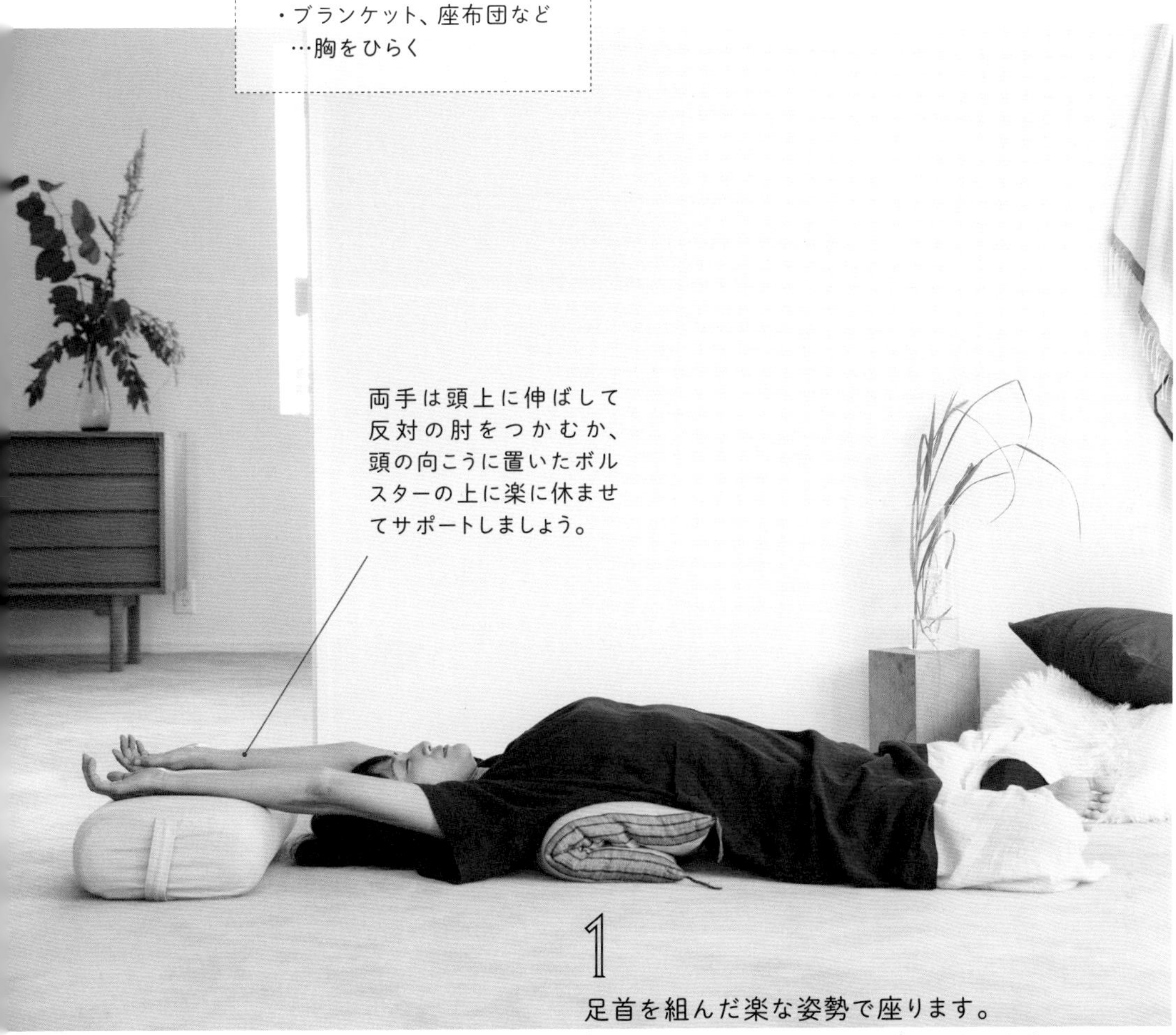
両手は頭上に伸ばして
反対の肘をつかむか、
頭の向こうに置いたボル
スターの上に楽に休ませ
てサポートしましょう。

1

足首を組んだ楽な姿勢で座ります。
折りたたんだクッションやブランケットを
肋骨を支えるように後ろの床に置いて、
そろそろと横たわりましょう。

2

どんな感じがするか待ってみて、
もう少し前後に体を調整したほうが
気持ちいいと感じるほうへ変化させましょう。

3

両腕を頭の向こうに伸ばします。
無理のない楽な呼吸を
自分のペースで重ねながら、
途中で足の交差を変えましょう。

体の声を聞く 6 シャバーサナ

プロップ

・ボルスター、ブロック
…膝裏、足下を支える

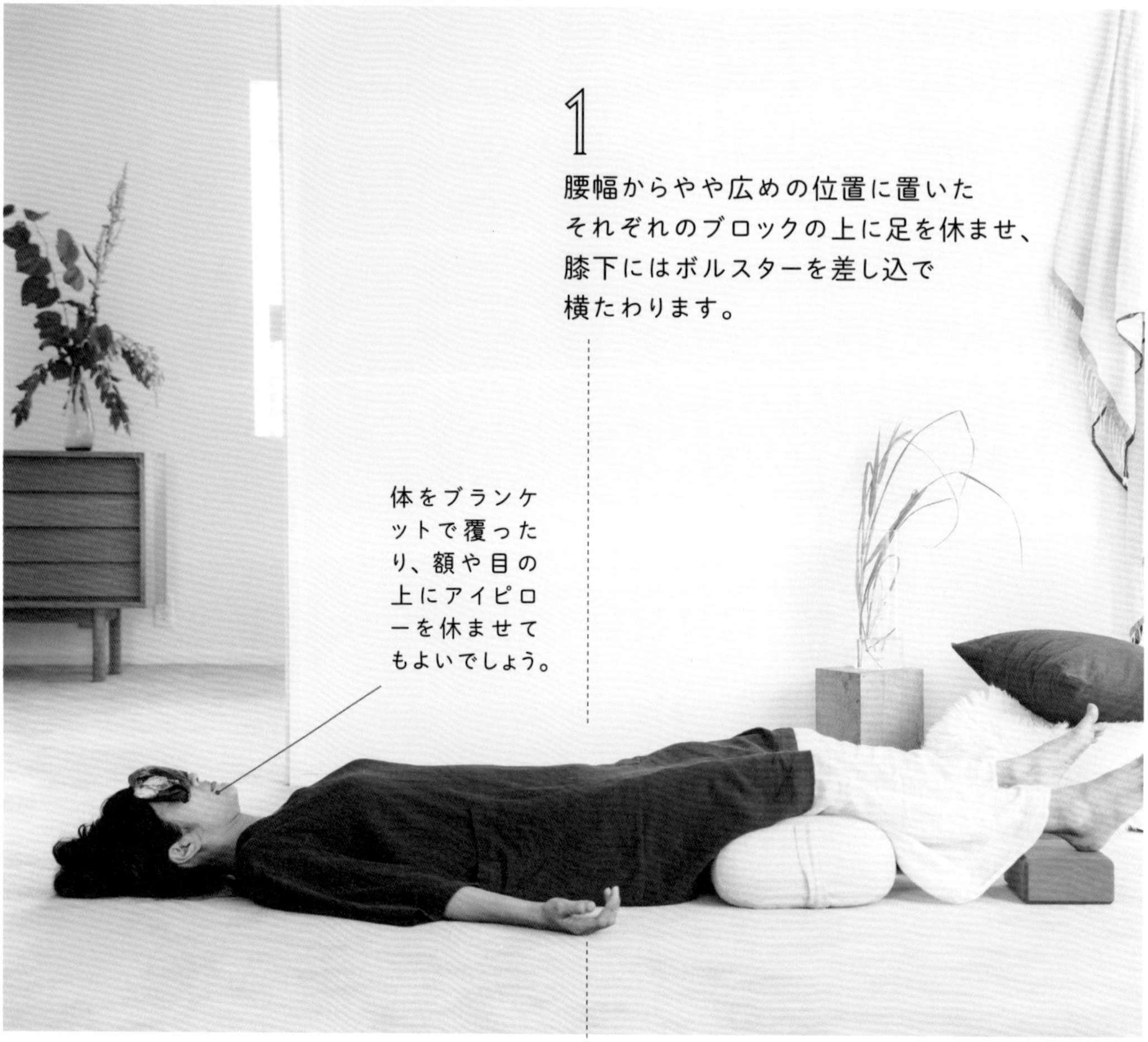

1

腰幅からやや広めの位置に置いた
それぞれのブロックの上に足を休ませ、
膝下にはボルスターを差し込で
横たわります。

体をブランケットで覆ったり、額や目の上にアイピローを休ませてもよいでしょう。

2

居心地のよい姿勢に落ち着いたら、
体を少し左右に揺すって、
全身の筋肉をゆるめてみましょう。

3

頭のてっぺんから両手、
両足の先まで
内側のスペースを意識しながら、
呼吸を感じます。

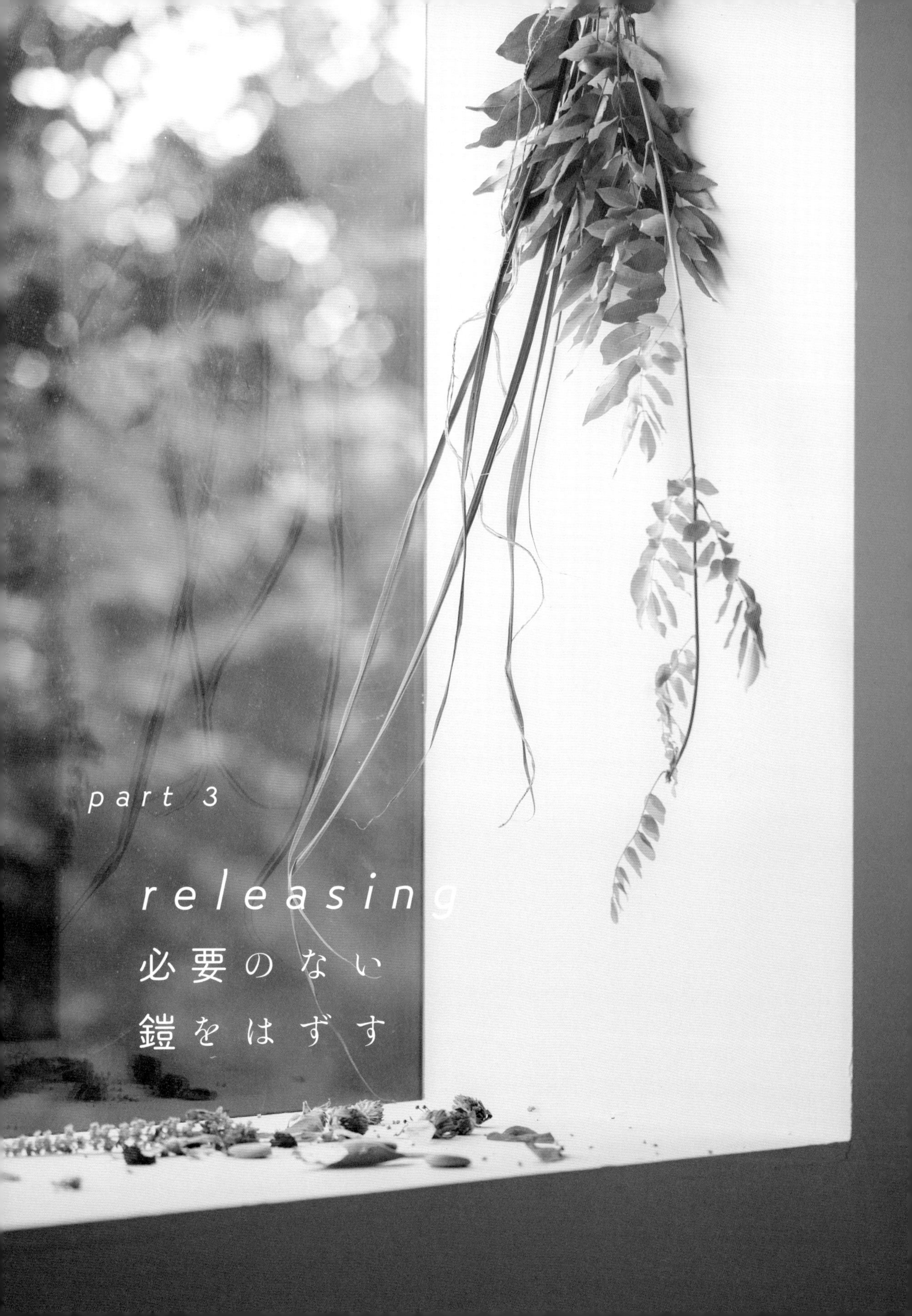

part 3

releasing

必要のない
鎧をはずす

筋肉の不必要な緊張をほどいて呼吸を広げる

私が日本に住んでいてありがたいなぁと思うのが、毎晩温かい湯船に肩まで浸かることができること。

やわらかなお湯が肌にやさしく、体がほぐれて自然と呼吸も深くなります。

そのまま和室でゴロンと横になってひと休みしていると、近くで遊び回る子どもたちが朗らかにダイブしてきそうな予感。そんなとき、素早くおなかをグッと硬くして内臓を守ろうとします。おなかに力を入れるような緊張を高めるときって、腹式呼吸をするような余裕は物理的にも心的にもまったくないものです。

環境と体、心と呼吸は一つの連続です。このパートでは、呼吸を閉じ込めている筋肉の不必要な緊張について見ていきます。

呼吸に大きな影響を与える姿勢

転地療法という考え方がありますが、どんな環境に住んでいるかが私たちの姿勢に与える影響は大きいもの。私の知り合い限定ですが、温泉や海、山の近くで存分にゆったり、のんびり。畑仕事をしながら暮らしている人は、体にも変な力が入っていない肩の力を抜いたハートオープンな姿勢であることが多いです。

環境が私たちの体に影響を及ぼすように、姿勢やポーズも、内なる呼吸に影響を及ぼします。

うっかりすると、体が上着に固められて通勤電車の吊り革より上に腕を上げなかったなんていう日や、座りっぱなしで家から一歩も出なかった日があることも。

全身がアスファルトのようにコリ固まってしまうと、呼吸の広がるエリアも限定されてしまいます。

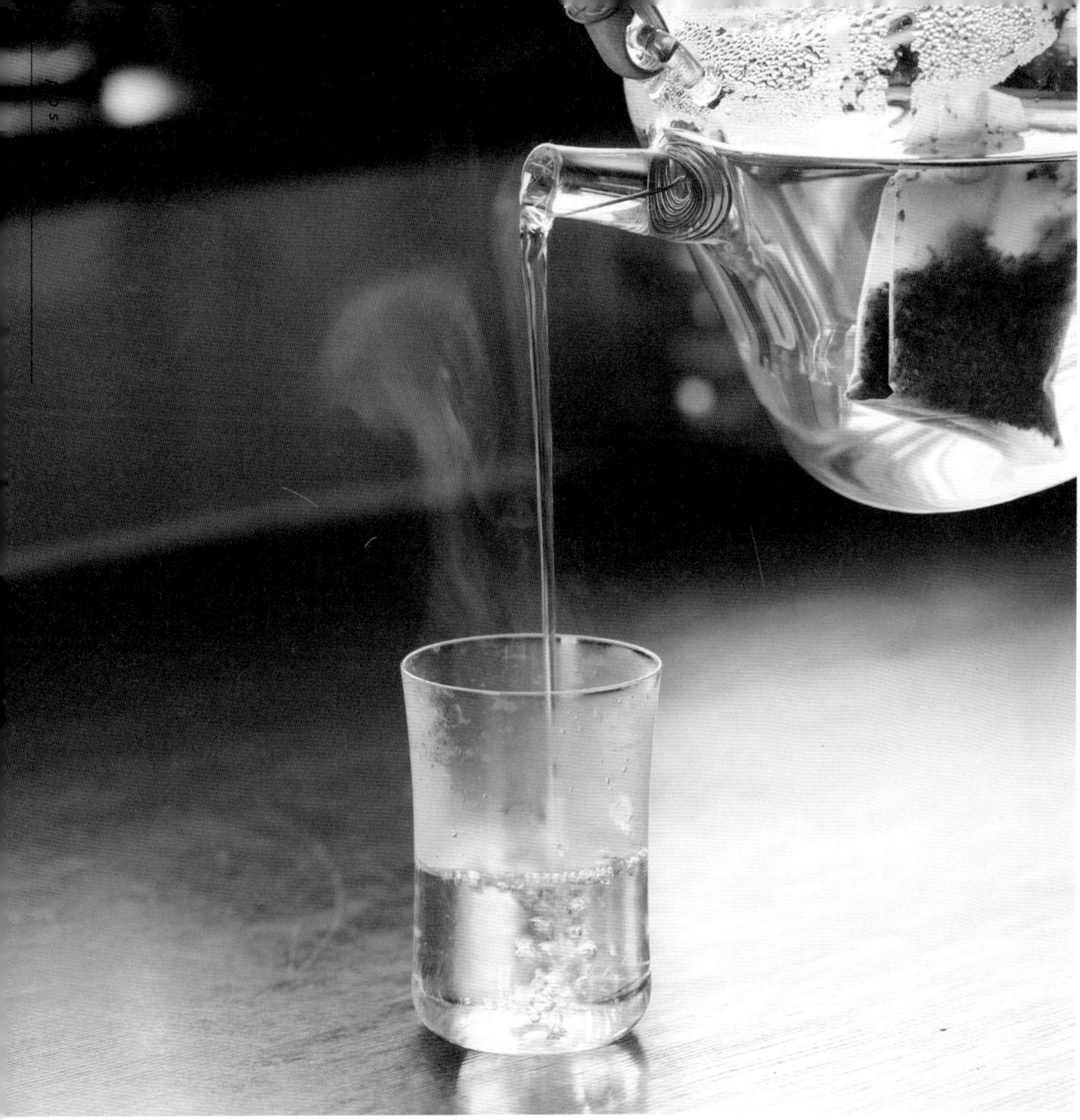

●「息がほとんど動いていない」と気づいたら、呼吸にまつわる筋肉をストレッチして、自然な呼吸のリズムを回復させることを、何歳からでも練習しましょう。すぐに変えられることと、ゆっくり時間をかけて変わっていくことがありますが、なんでも繰り返し意図をもって取り組むことで配線がつなぎ直され、必ずよりよい方向に変化します。

●精神的なストレスや座りっぱなしの姿勢を続けることで生じがちな慢性的な緊張、たとえば浅い呼吸をするときにオーバーワークしてしまう首・肩まわりの筋肉を穏やかにストレッチすることや、胸を開いて背骨にしなやかさを取り戻すこと、わき腹を伸ばして胸郭《きょうかく》を広げ肋間筋《ろっかんきん》をゆるめることに加え、横隔膜との関わりが深い腸腰筋のコンディションを整えます。

呼吸の出し入れをスムーズにする

呼吸の要である肺には筋肉がなく、それ自体が空気を取り込んだり、排出することができません。

肺を取り囲む筋肉群がしなやかに伸び縮みすることでその容積が変化し、呼吸の出し入れを行います。

体は呼吸しやすくデザインされている

主な呼吸筋は、横隔膜と肋間筋です。みぞおちのあたりにある横隔膜は吸う息で下がり、吐く息で上昇します。

ピストン運動のように上下することでその下にあるおなかの内側にかかる圧を変化させ、消化器官や生殖器へと連動して刺激が伝わります（↓29ページ「手をおなかに当てる」）。

横隔膜が上下運動を行うことで、吸う息で腹部がふっくらと広がり、吐く息でおなかが引っ込む、拡大と収縮を重ねることで、内臓をマッサージしてくれます。

そして、肺を前後左右にぐるりと守っている肋骨に手を触れてみると（↓30ページ「手を肋骨に当てる」）、肋骨の間をつなぐ肋間筋、スペアリブに相当するわきや背中側にかけてが、吸う息とともに広がって持ち上がり、吐く息とともに下がってまとまることが感じられるでしょうか。

肺は意外と大きくて、その上端は鎖骨の2、3センチ上まで広がっています（↓31ページ「手をわき腹または鎖骨に当てる」）。

あごや肩を楽に保ったまま、鎖骨のあたりやわき腹に手を触れると、呼吸とともに生じる微細な広がりが感じられるでしょうか。

もともと呼吸がしやすいようにデザインされている体がその機能を発揮するためには、背骨まわりの筋肉や、腹筋が硬直していないで、しなやかに伸び縮みすることが必要なのです。

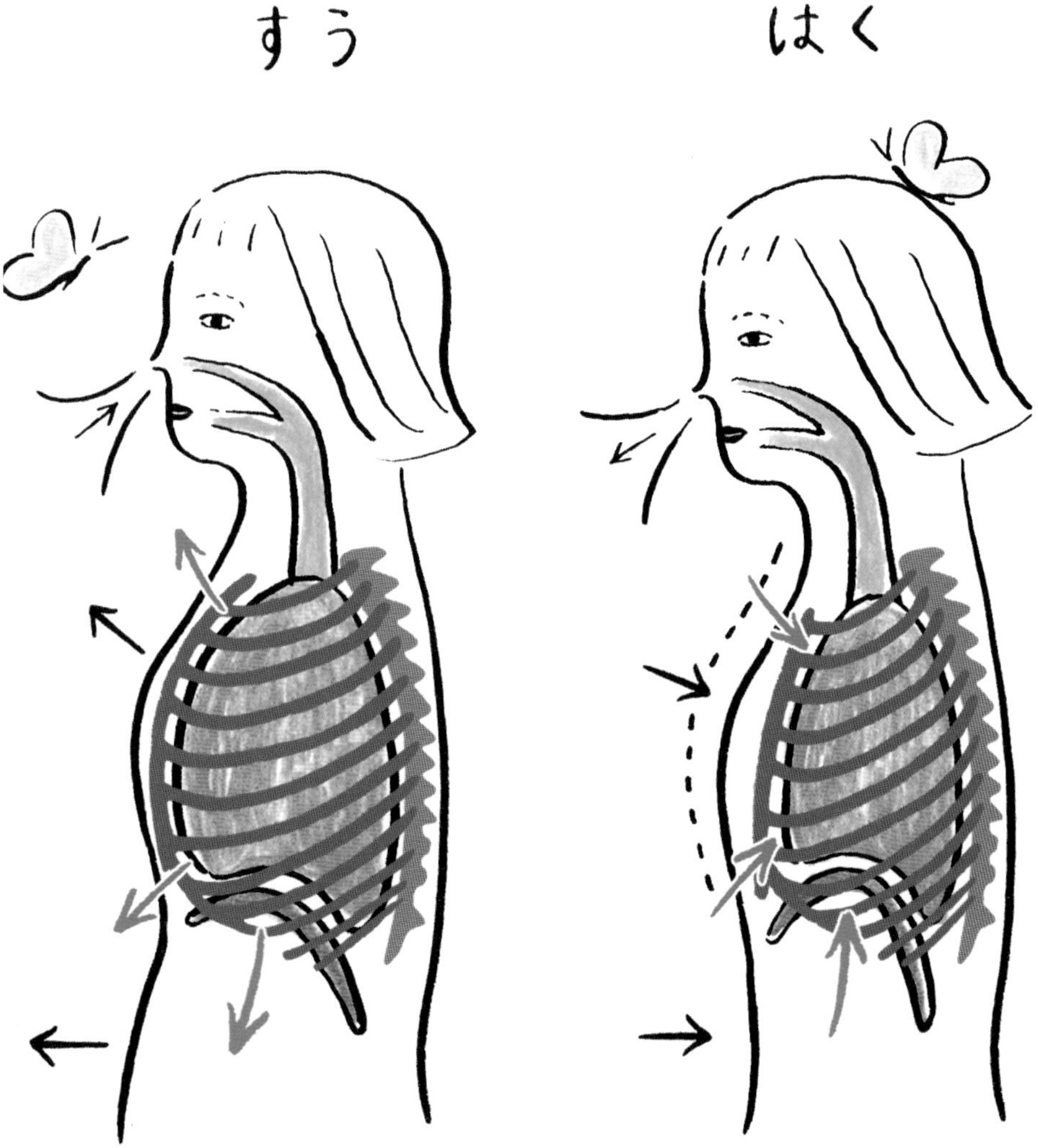

筋肉をゆるめて、息の通り道をスムーズにする。

首のストレッチ

腕を押し合う

1
反対の肘をつかむ

お尻の下にボルスター、ブランケットを
敷いて、楽な姿勢で座りましょう。
右手を斜め後ろに伸ばし、
肘を曲げて背中に回します。
左手で右肘をつかみ、
押しつけ合うように
押し合いへし合いをしましょう。

2
伸びている感覚を味わう

首から肩にかけて、
じんわり伸びているところに
姿勢が落ち着いたら、
その穏やかなセンセーションを
味わいながら呼吸します。

3
首をゆるめる

頭を左側に倒したり、
あごを引いたりします。
力が入りがちな首まわりの
筋緊張が穏やかに
リリースされることを
感じながら、ゆったりとした
呼吸を通します。

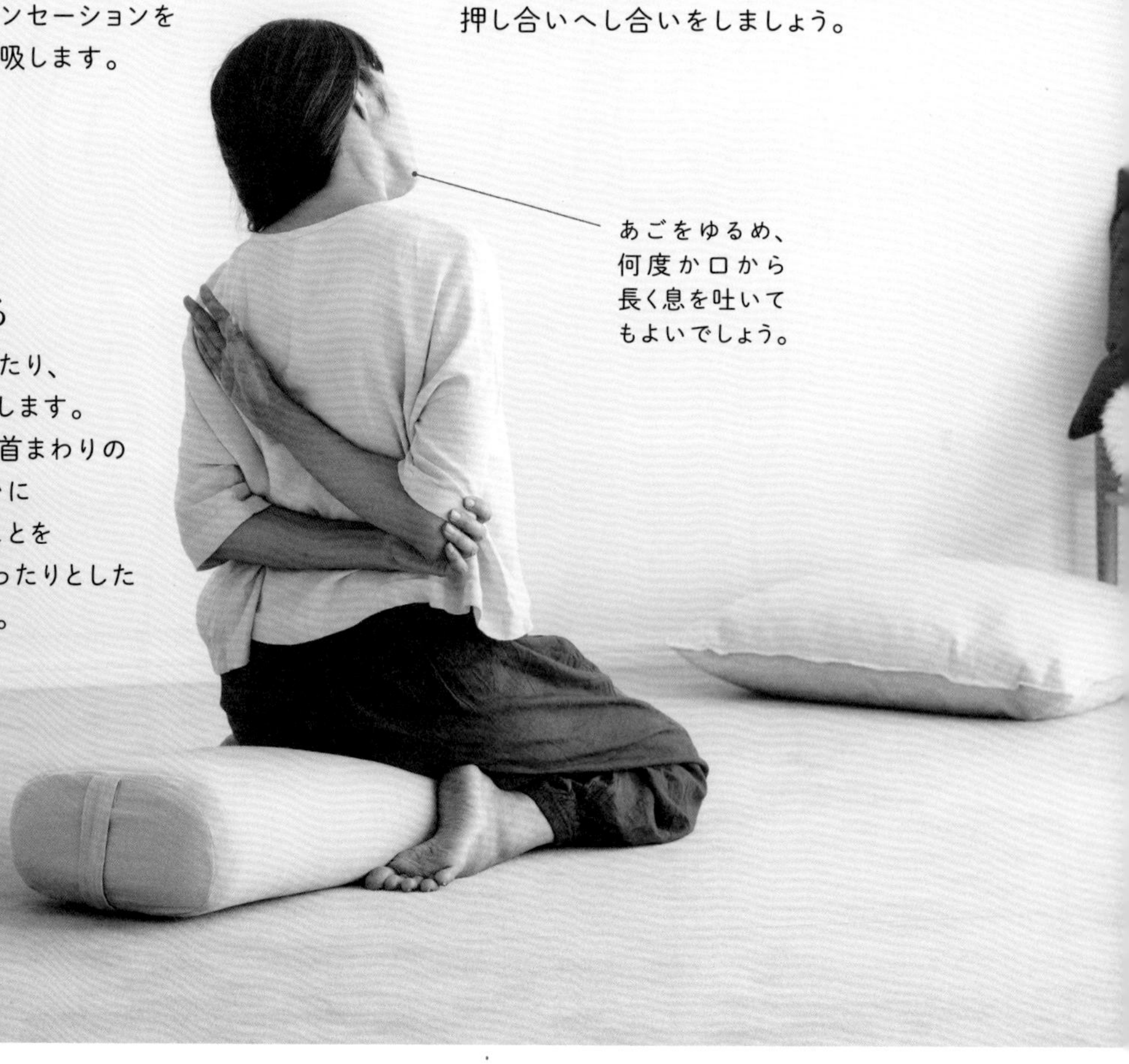
あごをゆるめ、
何度か口から
長く息を吐いて
もよいでしょう。

頭と手を押し合う

and more

プロップ

・ボルスター、ブランケットなど
何かお尻に敷くもの
…骨盤を支える

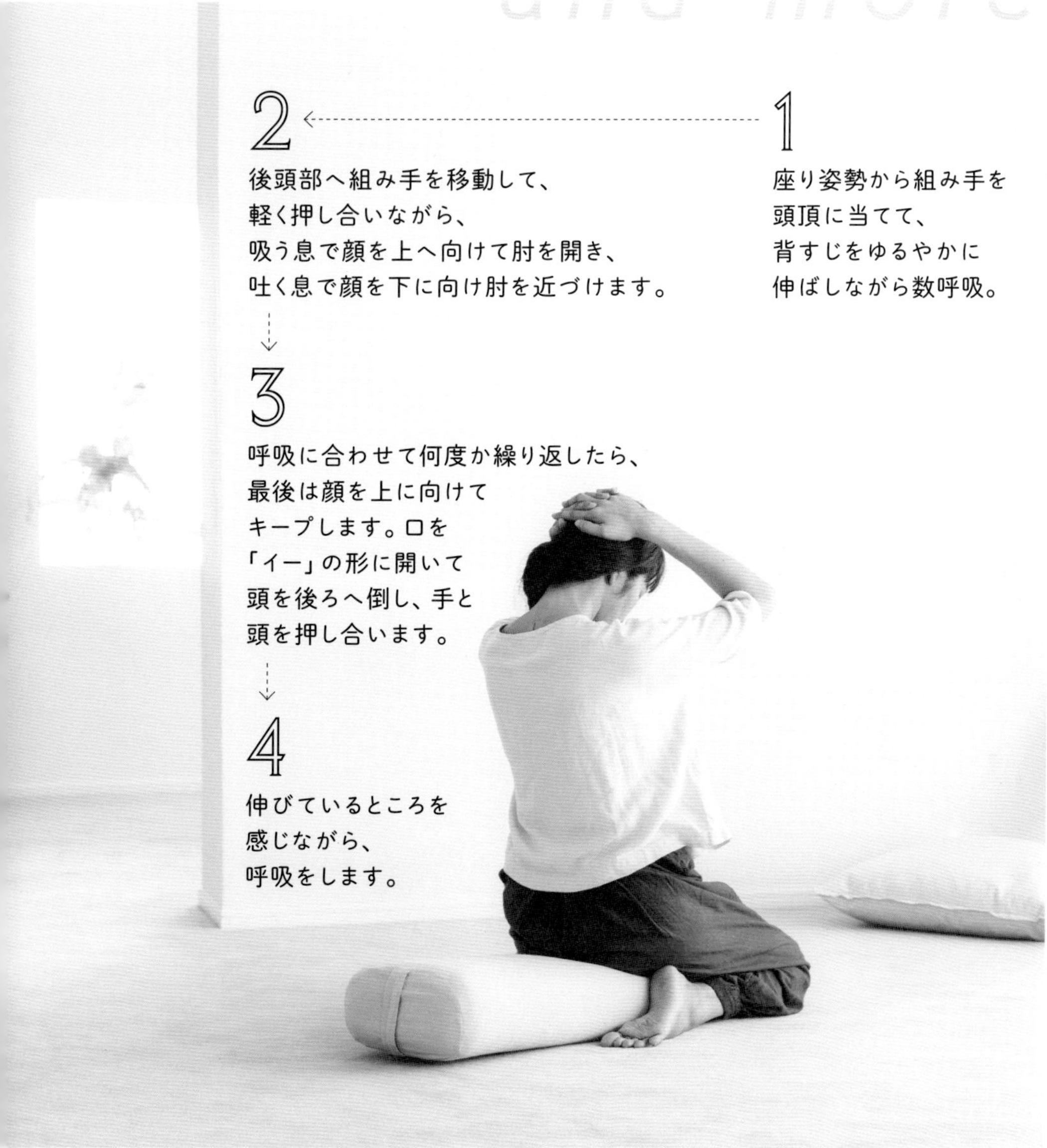

1

座り姿勢から組み手を
頭頂に当てて、
背すじをゆるやかに
伸ばしながら数呼吸。

2

後頭部へ組み手を移動して、
軽く押し合いながら、
吸う息で顔を上へ向けて肘を開き、
吐く息で顔を下に向け肘を近づけます。

3

呼吸に合わせて何度か繰り返したら、
最後は顔を上に向けて
キープします。口を
「イー」の形に開いて
頭を後ろへ倒し、手と
頭を押し合います。

4

伸びているところを
感じながら、
呼吸をします。

メルティング・ハート

ボルスターを胸からおなかに

1
胸を開く

四つん這いの姿勢から、
おなかの下にボルスターを差し込みます。
手を前方に少しずつ進めて、
骨盤は上げたまま
額や胸を床に下ろしましょう。

2
お尻を下ろして休む

気持ちよく背中や胸が伸びる
姿勢を探して、
足の幅や骨盤の位置などを
前後左右に調整します。
自分の息が体の中を
動いていく様子を感じましょう。
そこから、お尻をかかとに
下ろしてお辞儀をするように
頭と腕を床に下ろした
「子どものポーズ」で休みます。

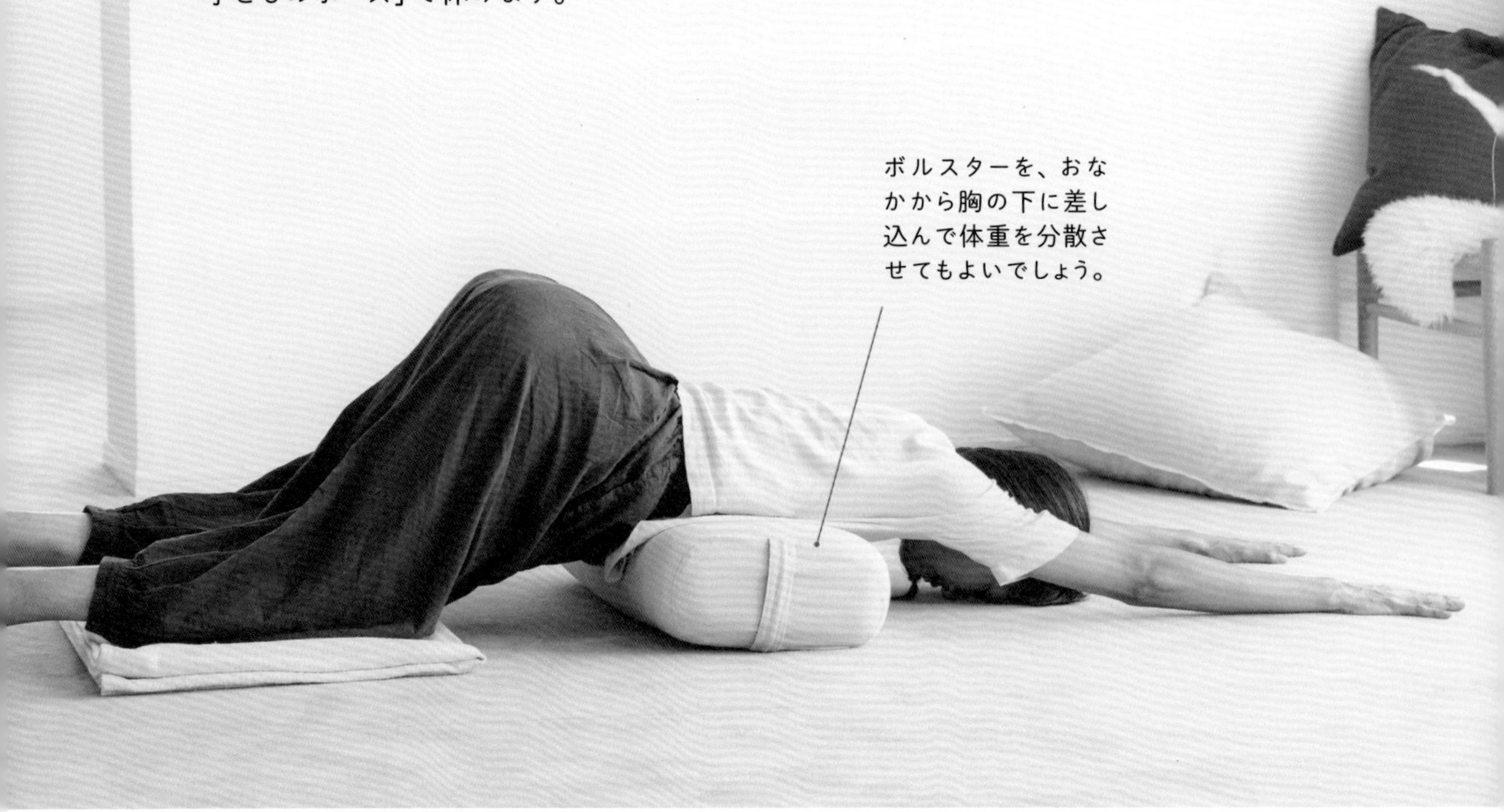
ボルスターを、おなかから胸の下に差し込んで体重を分散させてもよいでしょう。

ボルスターで腕を支える

and more

プロップ

- ボルスター、ブロック
  …体重を分散、胸を開く
- ブランケット
  …膝を保護する

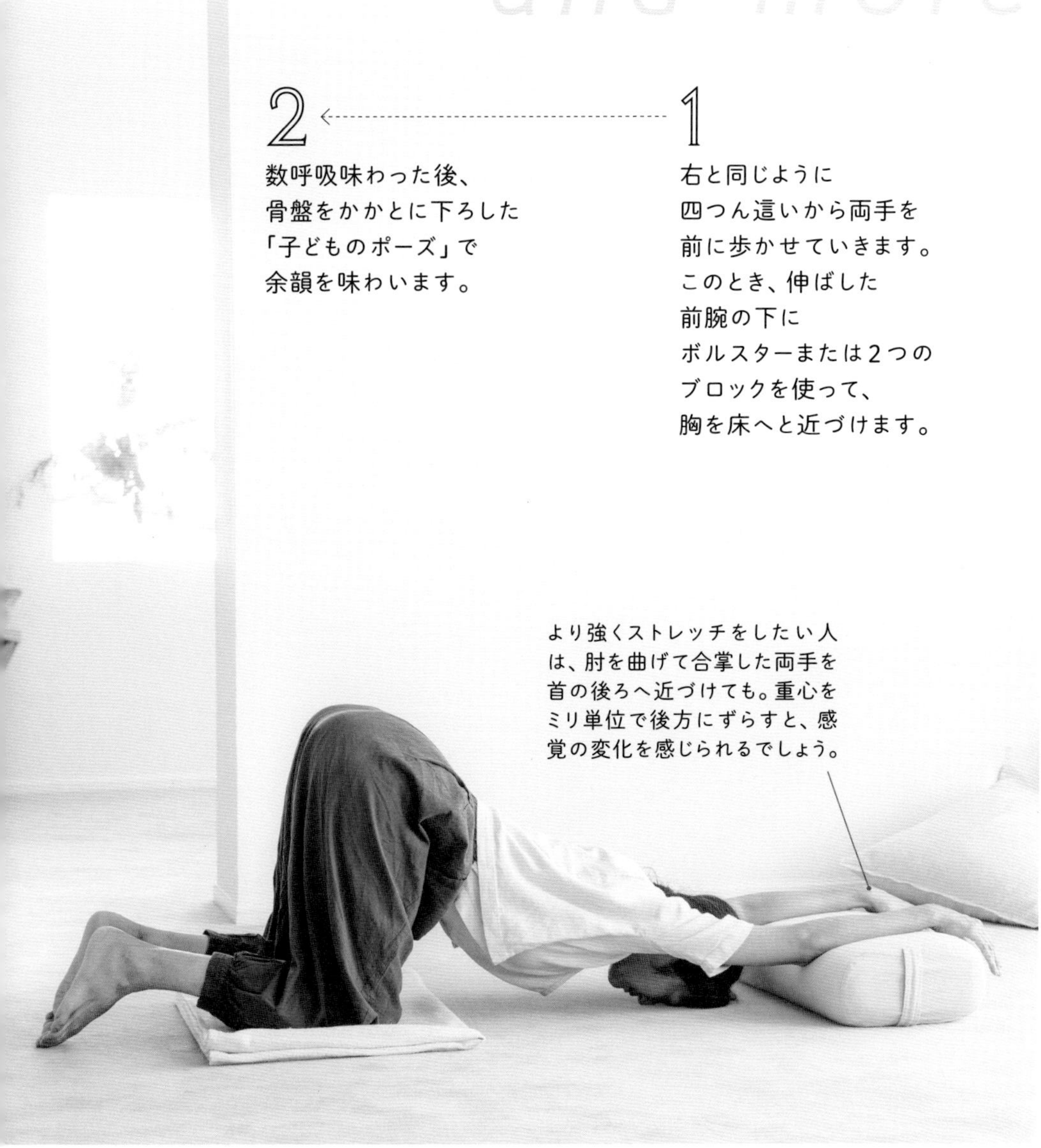

1

右と同じように
四つん這いから両手を
前に歩かせていきます。
このとき、伸ばした
前腕の下に
ボルスターまたは2つの
ブロックを使って、
胸を床へと近づけます。

2

数呼吸味わった後、
骨盤をかかとに下ろした
「子どものポーズ」で
余韻を味わいます。

より強くストレッチをしたい人は、肘を曲げて合掌した両手を首の後ろへ近づけても。重心をミリ単位で後方にずらすと、感覚の変化を感じられるでしょう。

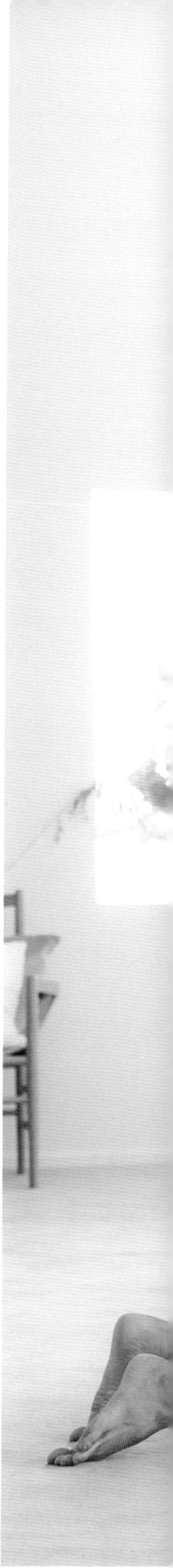

ボルスターを使って ガス抜き

片膝をハグ

1
ボルスターに横たわる

横向きに置いたボルスターの上に横たわり、
仙骨から腰にかけてのエリアがのるように
微調整します。

2
片膝を引き寄せる

左膝を胸に引き寄せて、
太ももの付け根を穏やかに圧迫します。
まっすぐ伸びた右足をわずかに
内側に回転し、骨盤から長さを
引き出すように遠ざけましょう。

3
呼吸を広げる

伸びている部分に呼吸が
広がっていくことをイメージしながら、
その新しく生まれたスペースに、
あと一呼吸、
二呼吸広げます。

4

反対側も行います。

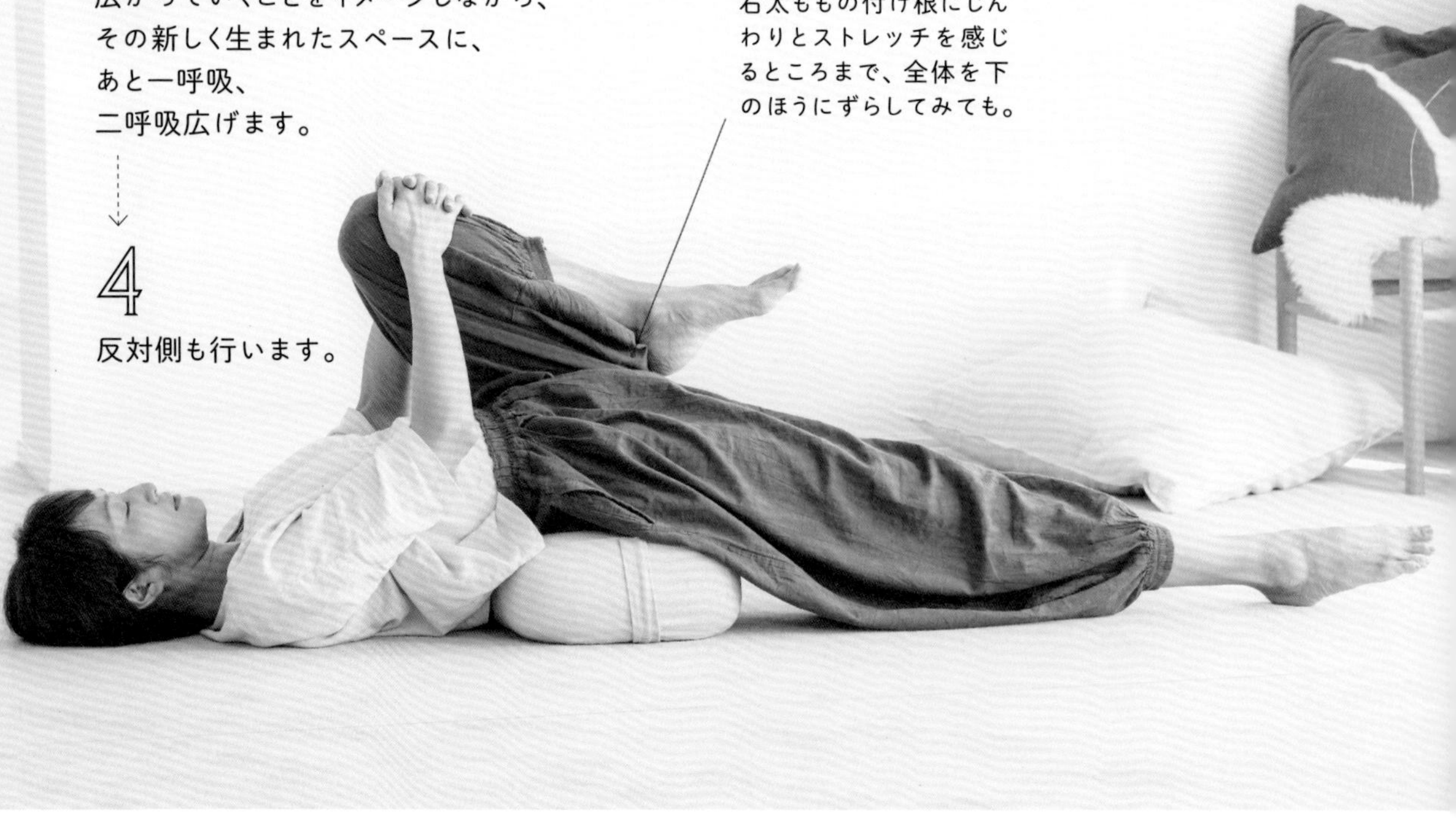

右太ももの付け根にじんわりとストレッチを感じるところまで、全体を下のほうにずらしてみても。

片膝のビラーサナ

and more

プロップ

- ・ボルスター、ブロックなど
  …骨盤を支え、腰を保護する
- ・ストラップ、手ぬぐい
  …膝を引き寄せる

1

さらにリリースを深めたいときは、右の姿勢から、両膝を立てて体をもじもじと右側へずらします。ボルスターの右端に骨盤が残っているけど、右脚が床に落ちるところまで移動したら、右膝を曲げて割り座をとりましょう。

2

左脚は一度床の上に伸ばし、両手または手ぬぐいなどを使って左膝を胴体に引き寄せましょう。

3

しばらくの間ポーズを保ったら、ボルスターの中央に戻り、両足を前方に伸ばして休みます。反対側も同様に行います。

重心を前後に微調整して、右太ももの付け根が気持ちよい程度のストレッチを感じるところで姿勢をキープし、呼吸を広げましょう。

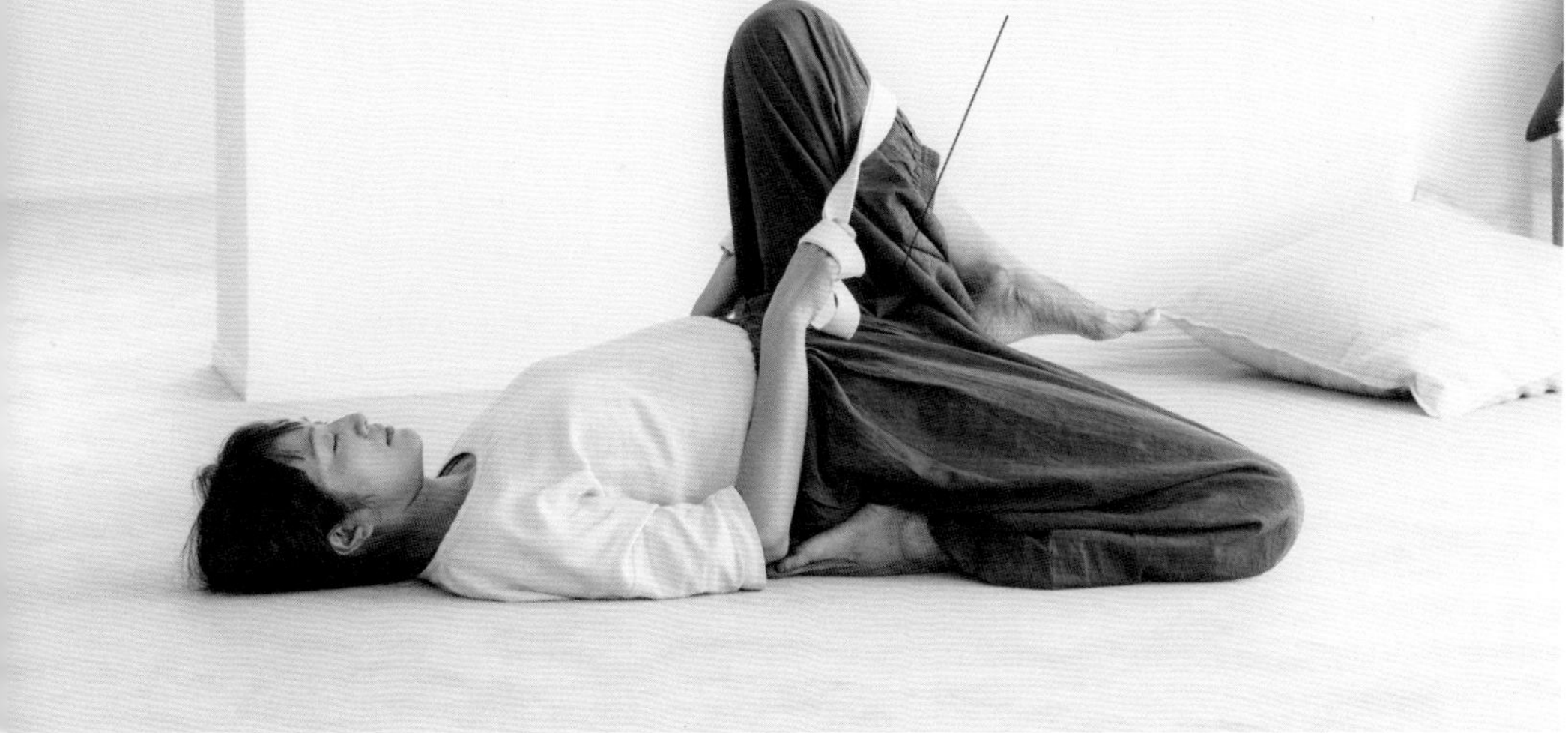

Belly Shoulder Rollover

胸を広げる

1
うつ伏せのT字

床の上にうつ伏せに横たわり、
両腕をアルファベットのTになるように
左右に大きく広げ、顔を右側に向けて休みます。
地球をハグするような姿勢で呼吸の通り具合を
確認し、ポーズの土台としましょう。

2
腕の付け根を伸ばす

右手を床につき、
左腕はそのままで体の前面を
右側に向けます。重心をわずかに
左右に移動させ、左腕の付け根が
気持ちよくストレッチされる姿勢で
呼吸を味わいましょう。

3

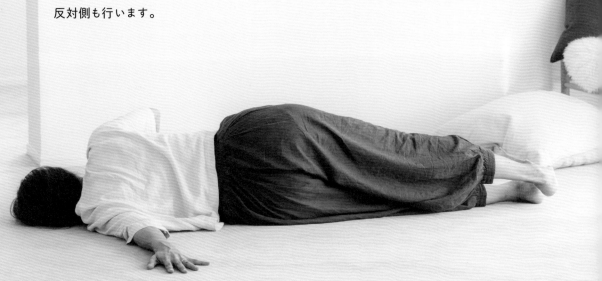

反対側も行います。

腕の付け根を伸ばす

and more

1

右の姿勢から、
右足を左脚の前面または
後ろ側に立てて
支えます。

2

右手は一度空へ向けて伸ばし、
ぐるっとねじってから背中に手の甲を
当てて胸を開きましょう。

3

数呼吸とったら、仰向けの
楽な姿勢をとり余韻を味わいましょう。
反対側も行います。

前後左右に小さな揺らぎを起こし、穏やかなストレッチを左胸の付け根から左手の指先まで感じるところを探します。

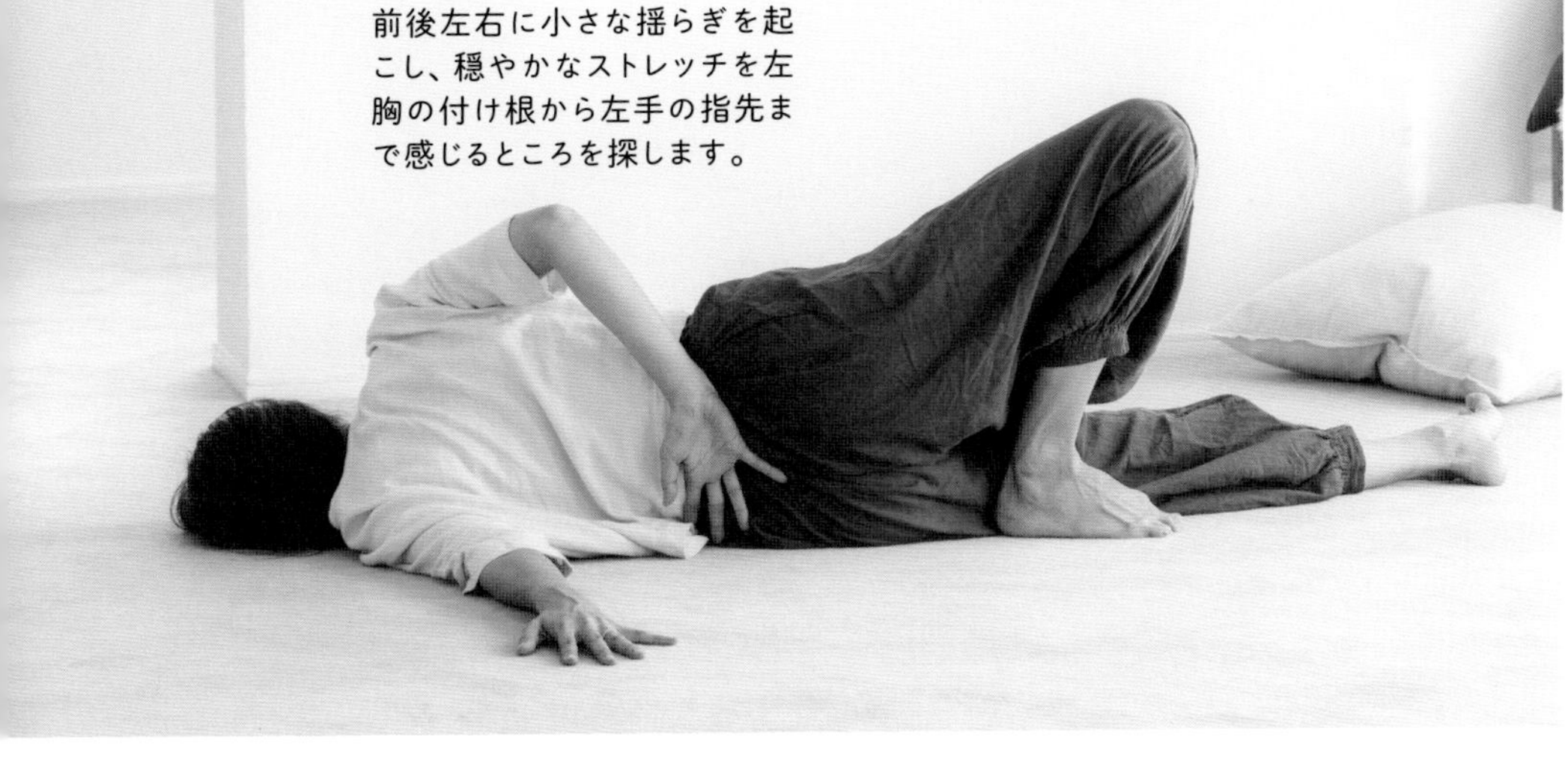

鹿・卍《まんじ》からねじる

ボルスターに横たわる

1
三角座りから膝を横に

ボルスターに背中を向けて、
両膝を立てて座ります。
両膝を左にパタンと倒してください。
このとき、両足は重ねたままでも、
または上下の脚が卍になるように
前後にずらしてもOKです。

2
上半身を下ろす

骨盤の左側をボルスターに近づけて、
それをはさむように
両手を床に下ろします。
背すじを伸ばして数呼吸とりましょう。
そこから上体をボルスターに下ろし、
顔は膝が向いている方向に
休ませます。

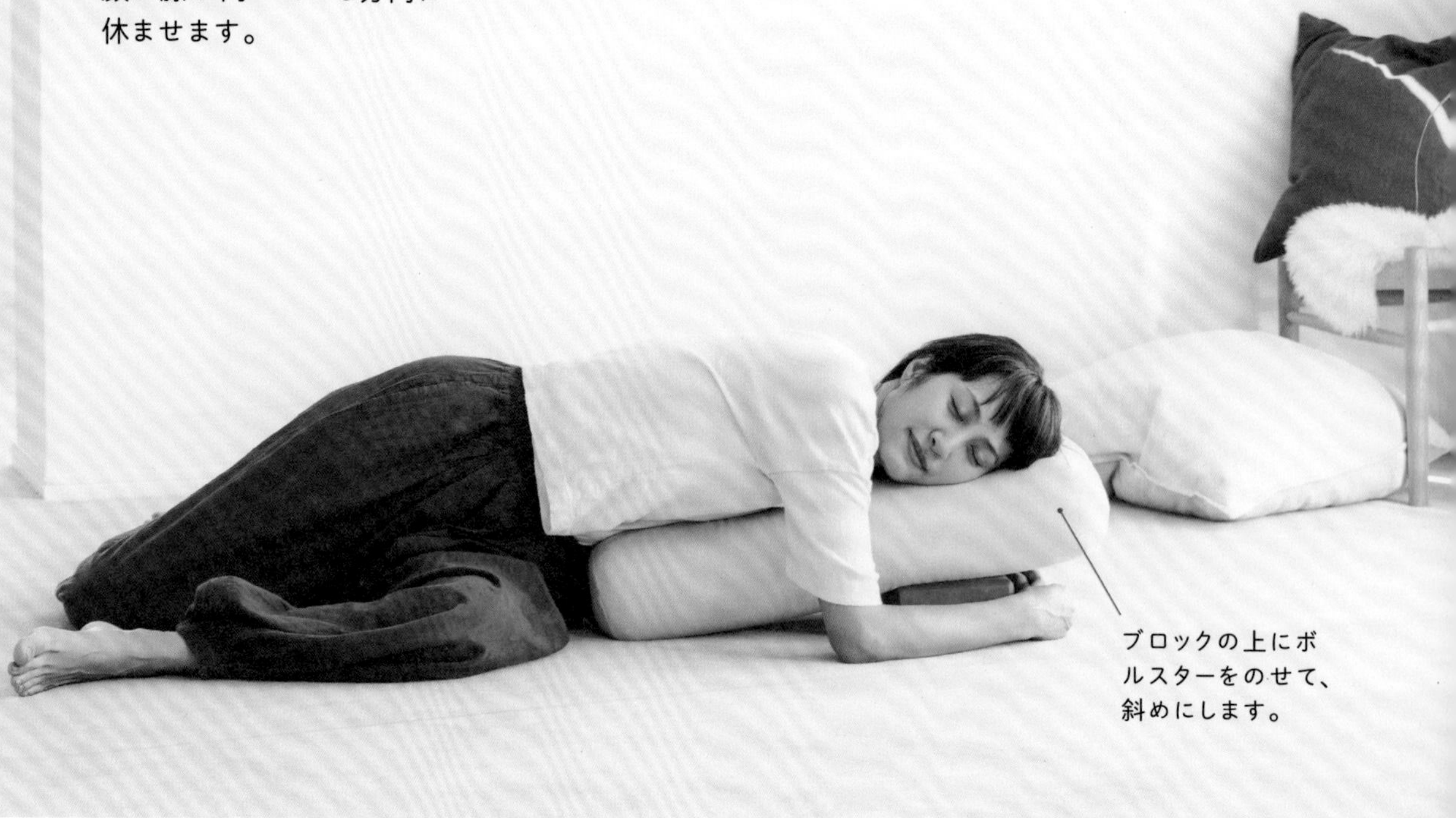
ブロックの上にボルスターをのせて、斜めにします。

深くねじる

プロップ

・ボルスター、ブロック
…上体を支える

and more

1
右の姿勢から床を押して
上体を持ち上げます。

2
吸う息で背すじの長さを引き出して、
吐く息で胸から顔にかけてを
先ほどとは
反対の方向に向けながら、
ボルスターの上に
上体を下ろしましょう。

3
姿勢を自分の体に
合うように微調整し、
気持ちのよいところで
呼吸をしましょう。

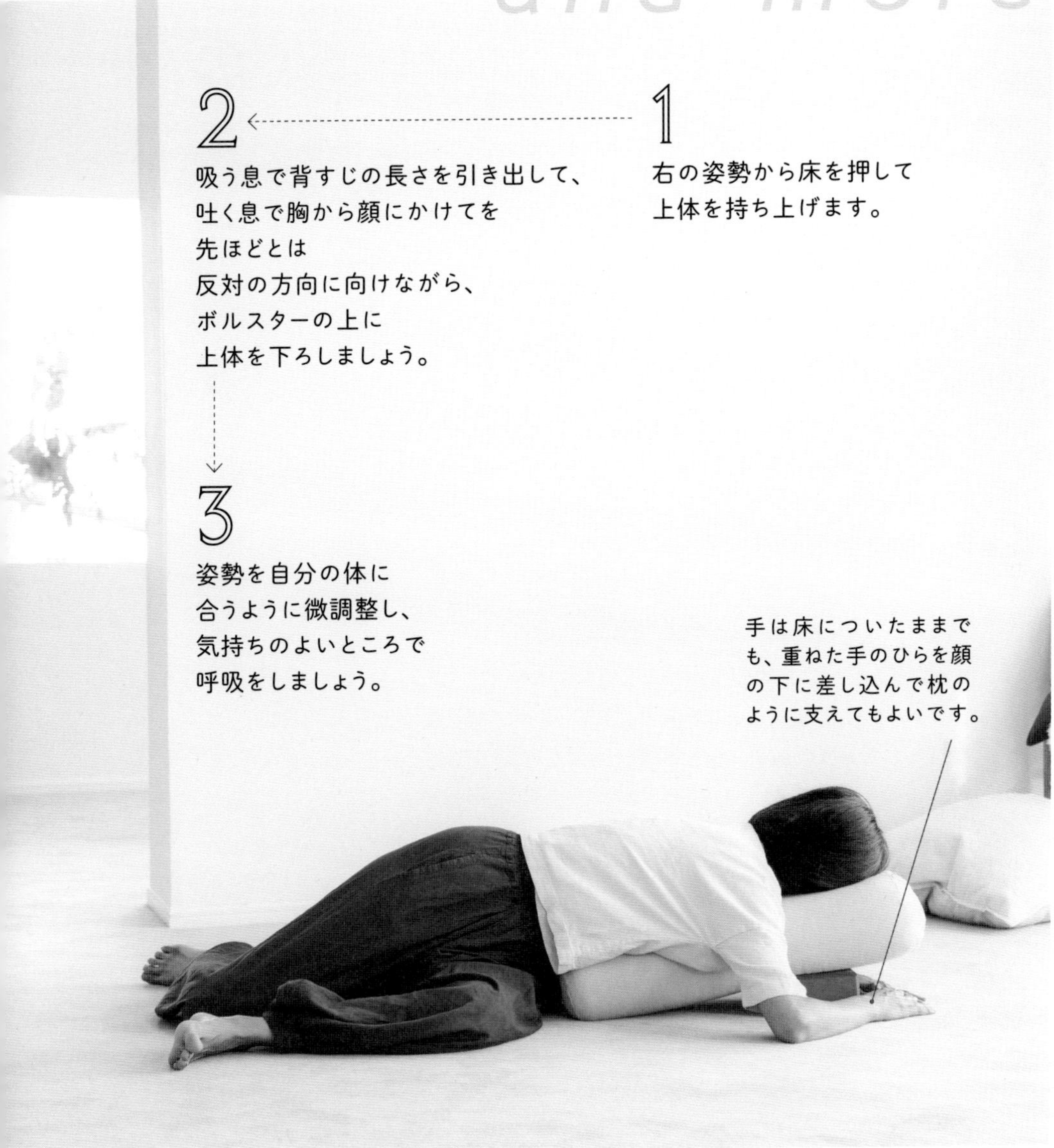

手は床についたままでも、重ねた手のひらを顔の下に差し込んで枕のように支えてもよいです。

ほどよく伸びているところを立体的に広げてみる

自分の今日の体にとって、
ちょうどよい刺激が見つかったでしょうか。
ある程度の時間その姿勢を
キープしたいので、
一気に限界まで伸ばすのは禁物。
ほどよく伸びているけれど顔の表情が
穏やかであるくらいの、
心地よいセンセーションに出合うところまで、
体をもじもじ動かして、
気楽な態度で練習してください。

長くても5分くらいが目安

引き伸ばされている部分や、刺激を感じている部分に呼吸が広がることを意識しながら1セット30秒から最長で数分ほどキープします。その後は一度ゆるめたり、角度を少し変えたりして微調整してから気が向いたらもう1セット、といった具合に最長で5分くらいを目安にそれぞれの姿勢を練習してください。

肺の背中側や底面にも空気を配達

肺はそれ自体がいきいきとした立体的な生命体で、自発的な呼吸が苦なく行えるのは、それだけで本当に素晴らしいことです。よかったら、肺の背中側や底面など普段意識しないようなエリアへも新鮮な空気を配達しているとイメージしながら、やさしい呼吸をエンジョイしましょう。じっくり取り組みたい方は、腹圧をかけたり、ゆるめたりする先述した腹式呼吸と組み合わせることで、骨盤から下半身にかけてのめぐりをよくし、老廃物のスムーズな排出を促してくれますよ。

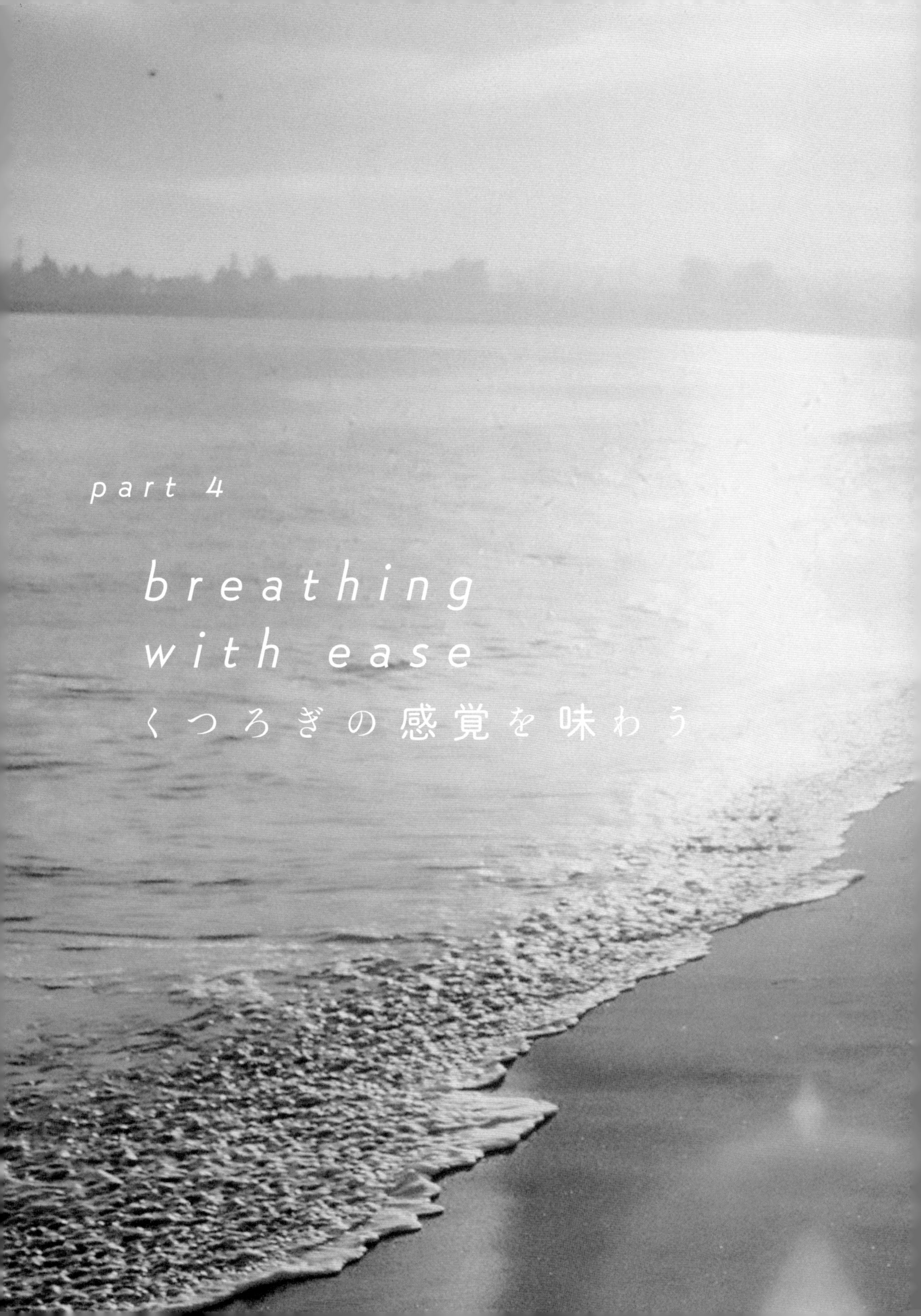

part 4

breathing with ease

くつろぎの感覚を味わう

副交感神経のスイッチをONする

心をくつろがせるような、気持ちよい体験になるようにヨガを練習してみませんか。くつろぎの泉につながることを優先するヨガを練習するときは、そのプロセス自体も楽で気持ちよくあっていいものです。

くつろぎの感覚がONになるには、つまり副交感神経のスイッチが入るには、危機が去って安全が確認できるまで15分程度かかると、リストラティブ・ヨガ指導者のティアン先生がおっしゃっていました。そうした意味で、ある程度姿勢をキープすることがモードを切り替えて、くつろぎの感覚を染み込ませるには必要なのです。

一度に、一つのことに集中する

天文学的に選択可能な情報が増えた現代人には、今この瞬間に自分が体験していることに、ただ意識を向ける時間が減っています。たとえば、すやすや寝ている子どもの寝顔を見て写真をとったり、当てはまる言葉を探す手前の瞬間にある、尊い瞬間に気づくこと。

一日に処理するデジタルデータ量が増え、四六時中他者とつながる窓が開いていて、大忙し。物質的には充足しているのだけど、精神的な不調に困っている人も増えています。

そのレメディとしてこのヨガの練習が一助になります。今、ここにない関心ごとは放っていおいて、一度に一つのことに意識を向けます。何か（呼吸、動き、音など）自分が選んだ任意の対象に意識を向ける練習は、カメラが同じ景色を写していても焦点を絞ることで異なる図柄が現れるように、対象を明らかにし、心を落ち着かせてくれます。

瞬間アップデートされ続ける一番旬の時間（二度と戻らない、今）に目覚めていることは、マインドフルネスの技術、幸福感を高めるｔｉｐｓとしても知られています。

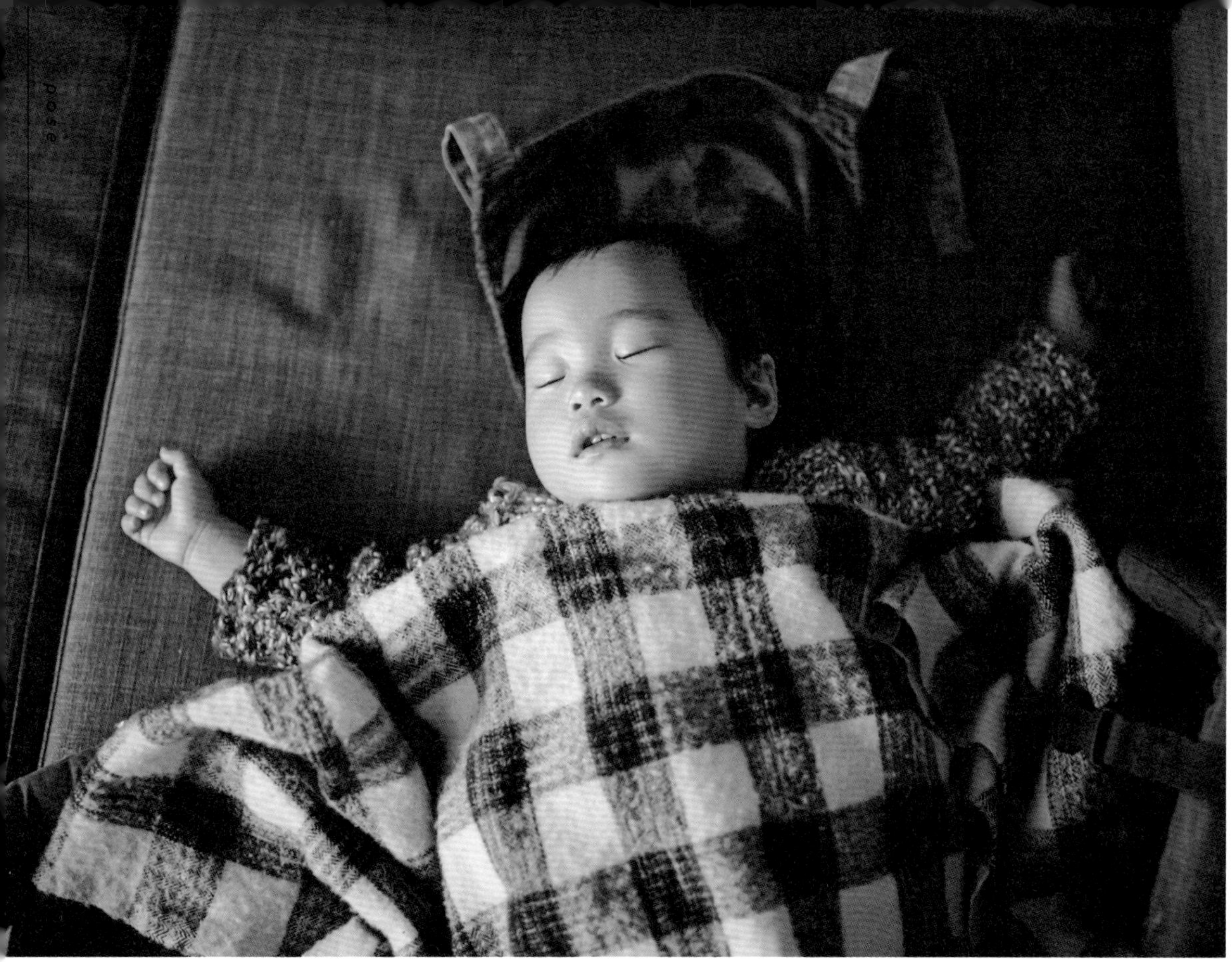

- もしよかったら、いつも頑張ってくれている体に感謝すること、体から立ち上がる感覚をエンジョイすること、そのままの自分にくつろいでいることに気づいてみましょう。そのためには、強すぎず、ちょうどいい塩梅に刺激の量を調節することが役立ちます。

- 痛みを感じるような、強すぎる刺激が脳に与えるメッセージは「生きるためには痛みを我慢して、必死で頑張らねばならない。息を潜めて」という古来ともにある“回路”を強化します。逆に、ちょうどいい刺激を通じて心地よさにつながり、気持ちよく息をすることで「ここは平和で、私の体は穏やかで美しい。呼吸は、ずっと私とともにあって、常にどんなときも私に癒しを与えてくれる」というメッセージを採用することで、“くつろぎの回路”に電気信号が流れ、そのように脳が形づくられていきます。

- 長い歴史を生き残ってきた祖先の子孫である私たちは、警戒心を高くすることで野生の動物に襲われないように、気をつかうことで村八分にならないように工夫してやってきました。そんなDNAをもっているから、ある意味心配性だったりするのは仕方がないのですが、いつも“警戒モード”にあると問題を自分から探しに行ってしまいますし、今ここにある美しさをエンジョイすること(内在するJOYの感覚につながること)から私たちを遠ざけてしまいます。

割り座からのサポートされた前屈

ボルスターにもたれかかる

1
片脚を割り座にして座る

お尻の下に座布団やクッションを敷いて骨盤を支え、右脚を割り座に、左脚を横に伸ばした姿勢で床に座ります。

2
骨盤から上体を前方に倒す

上半身をやや左側へ向けて伸ばした左脚をはさむように両手を床につきます。左脚の内側に上体を下ろし、床の上に手や肘をついてあごを引きましょう。または、ボルスターなどを重ねて台をつくりその上に頭を休ませます。ちょうどいい姿勢が見つかったら、体重を預けます。

3

体からのフィードバックを意識しながら、ちょうどいい具合まで姿勢をゆるめて。その刺激とともに呼吸を重ねましょう。反対側も同様に。

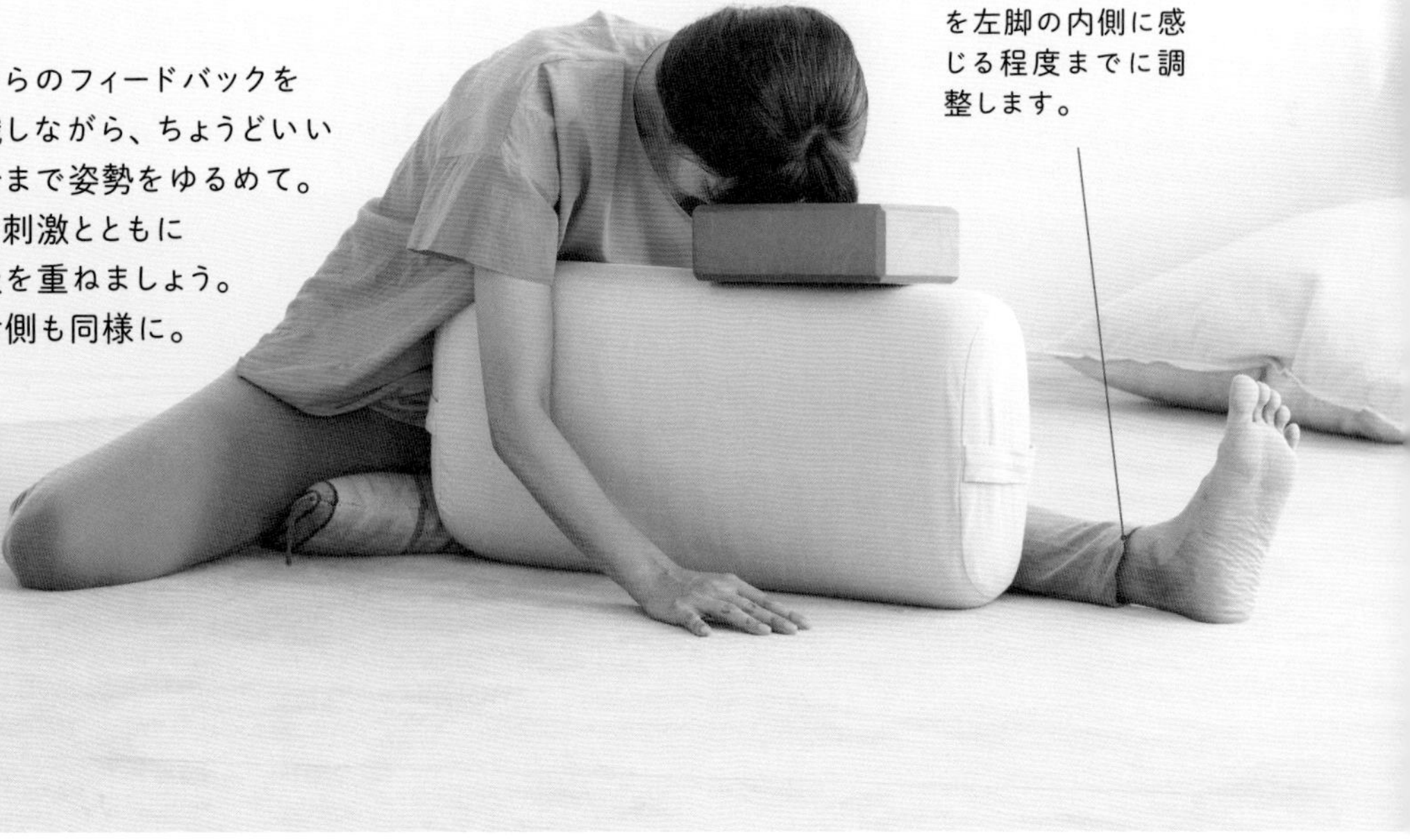

左右の脚の角度は、穏やかなリリースを左脚の内側に感じる程度までに調整します。

サポートされた側屈

プロップ

・座布団、クッションなど
…骨盤を支える、頭を預ける

・ヨガブロック、ボルスター
…頭を預ける

and more

1

右の姿勢から
一度上体を起こします。

2

上体を右側にねじり、左体側を
左脚の上に近づけましょう。
左手は床につくか、
ブロックなどの支えを使って
左肘を下ろし、
頭を支えてもOK。

3

伸びているところを
感じながら、
呼吸を広げましょう。
反対側も行います。

右手は体側の延長線上にゆるやかに引き伸ばす、または肘を曲げて後頭部に添えても。

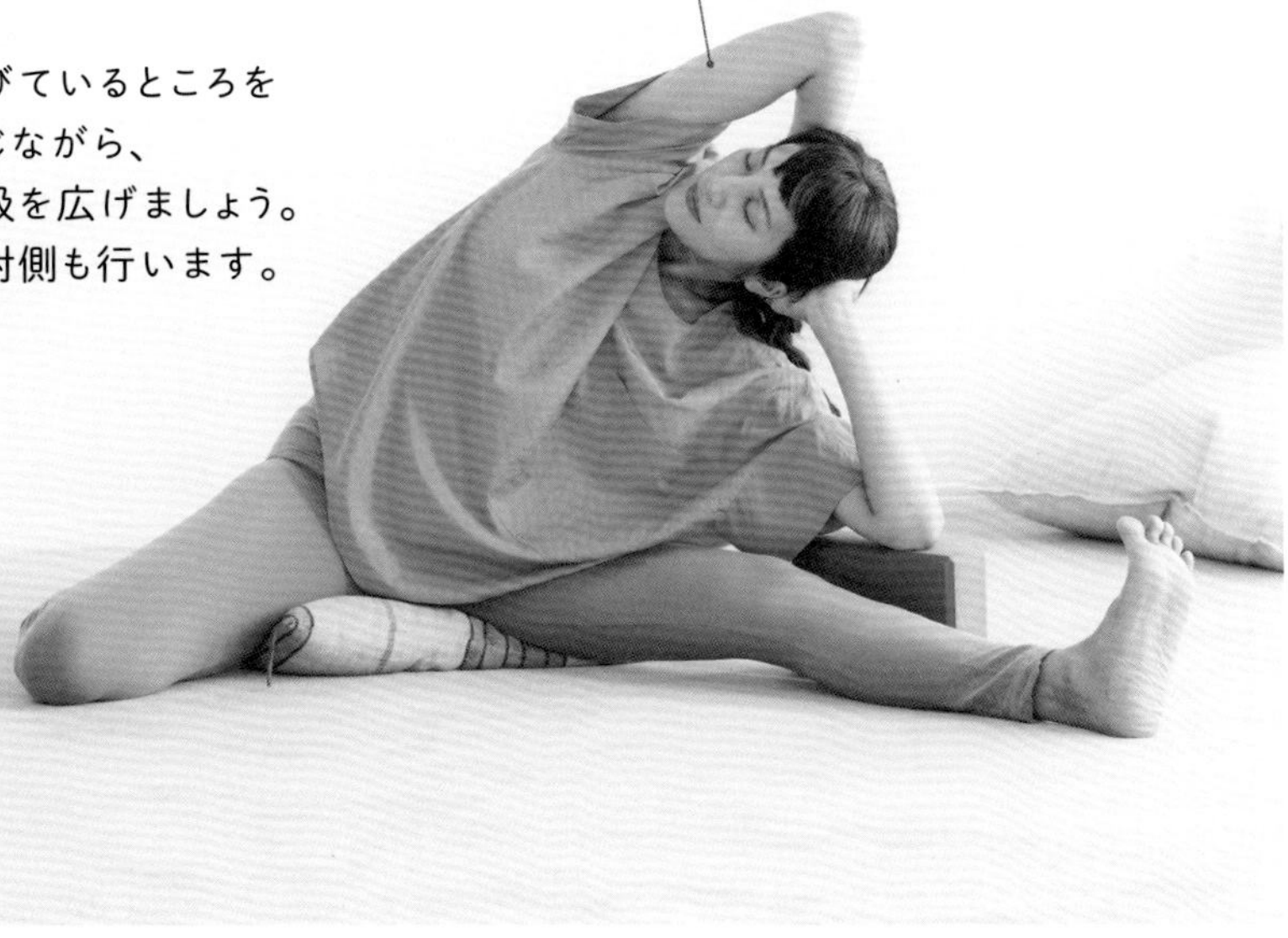

寝ハト

上を向く

1
脚を前後に

正座の姿勢から骨盤を右にずらし、左脚を後ろに伸ばします。一度左足の爪先を立てて膝を持ち上げ、かかとを後ろに押し出してから甲を寝かせましょう。

2
背骨の長さを引き出す

背すじを斜め上に伸ばし、肩を後ろに軽く引きましょう。

3
縦に呼吸を入れる

ゆったりとした楽な呼吸が背骨から後ろ足に伝わっては、戻ってくるように息を通します。

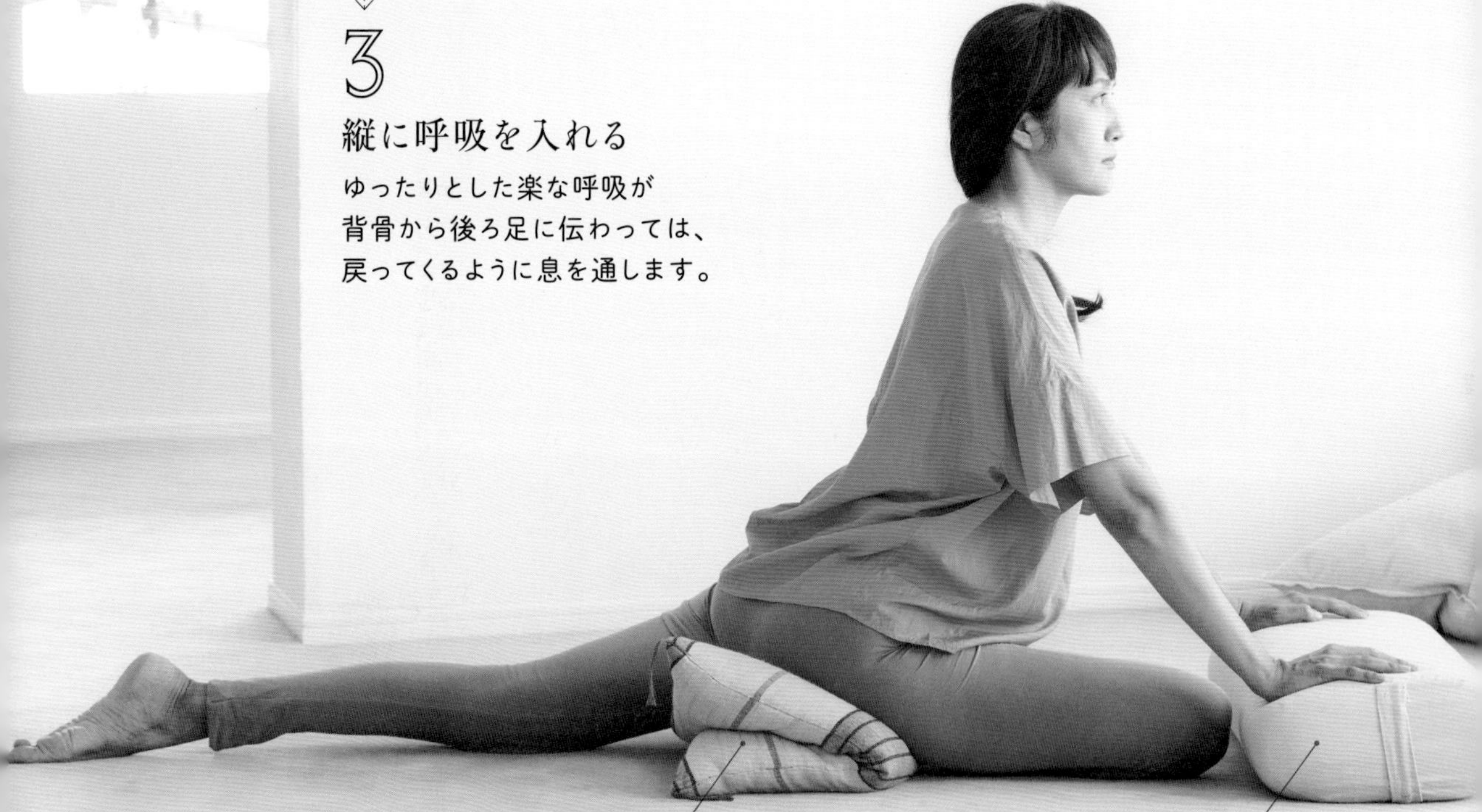

骨盤の下に、折りたたんだブランケットまたはクッションを差し込んで上体を支えます。

手の下にボルスターを置いて、高さを出してもよいでしょう。

うつぶせ

and more

プロップ

・ブランケット、クッション
…骨盤を支える

・ボルスター
…上体をサポートする

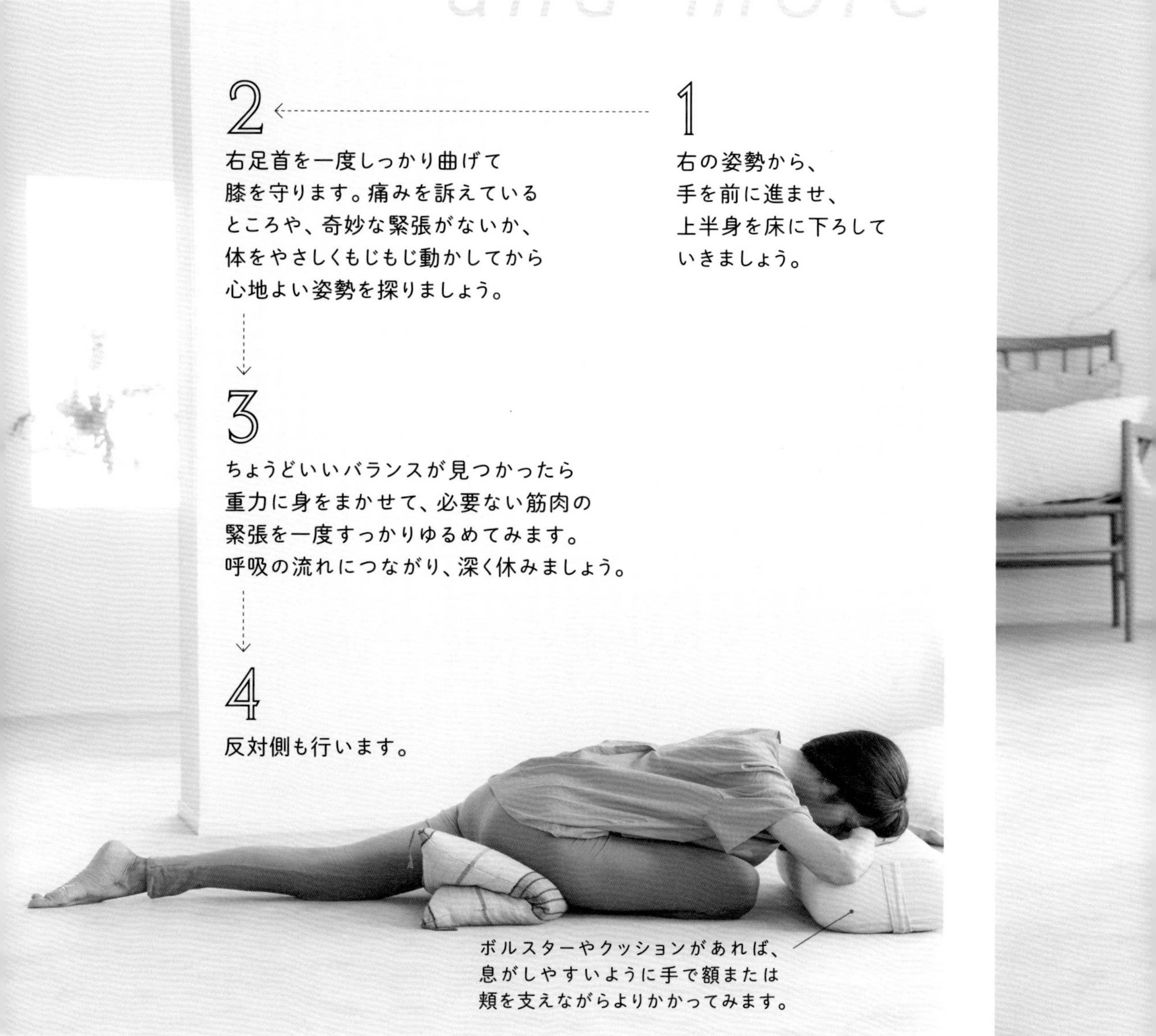

1

右の姿勢から、
手を前に進ませ、
上半身を床に下ろして
いきましょう。

2

右足首を一度しっかり曲げて
膝を守ります。痛みを訴えている
ところや、奇妙な緊張がないか、
体をやさしくもじもじ動かしてから
心地よい姿勢を探りましょう。

3

ちょうどいいバランスが見つかったら
重力に身をまかせて、必要ない筋肉の
緊張を一度すっかりゆるめてみます。
呼吸の流れにつながり、深く休みましょう。

4

反対側も行います。

ボルスターやクッションがあれば、
息がしやすいように手で額または
頬を支えながらよりかかってみます。

猫の尻尾

足をハサミに

1
体にチェックイン

仰向けの姿勢で
数呼吸とって休みます。

2
横を向く

左側に体を倒し、肘を立てて
頭の重さを支えましょう。
そこからハサミを開くように、
脚を前後に開いていきます。

3
骨盤から脚を引き出す

足首を曲げて、
かかとをグッと突っ張るように
骨盤から遠ざけた姿勢で
呼吸を感じます。

4
反対側も行います。

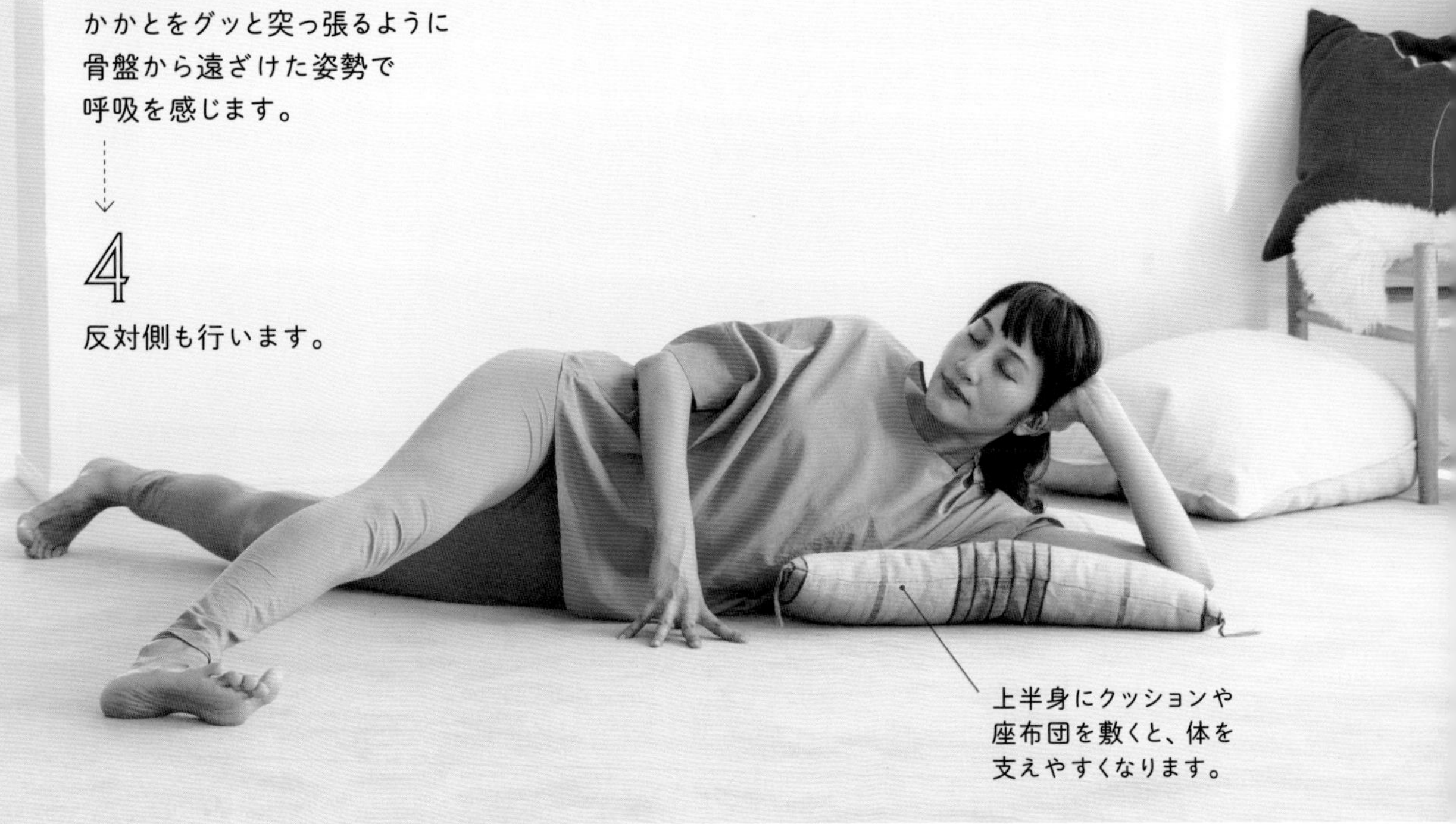

上半身にクッションや
座布団を敷くと、体を
支えやすくなります。

曲げて片脚をつかむ

and more

プロップ

・座布団、クッション
…上体を支える

1

右の姿勢から、
上体をやや起こして
後ろ脚をつかみます。

2

自分にとって心地よい刺激が
感じられる程度までかかとを
お尻に近づけます。
太もも前面に広がる感覚とともに、
呼吸の満ち引きを味わいましょう。

3

反対側も行います。

少し胸を開き、右
肩越しに顔をや
や後ろに向けて
呼吸を深めます。

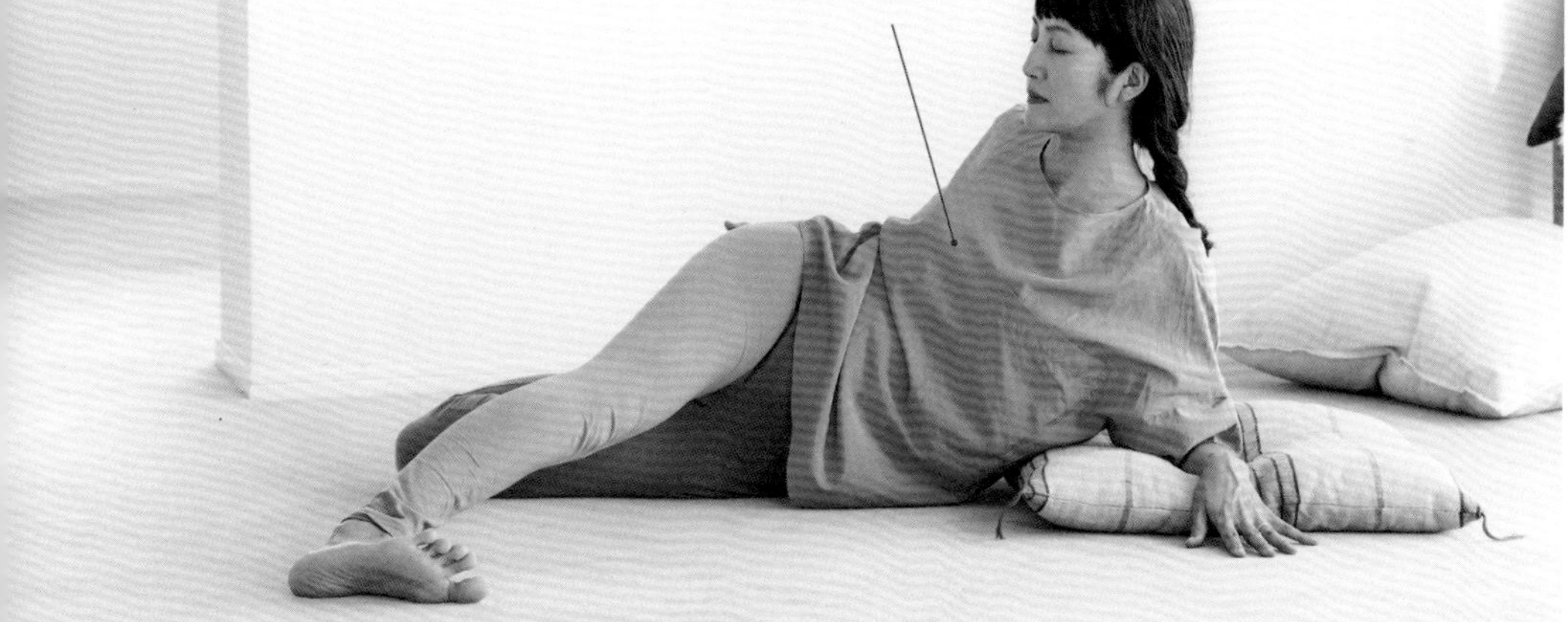

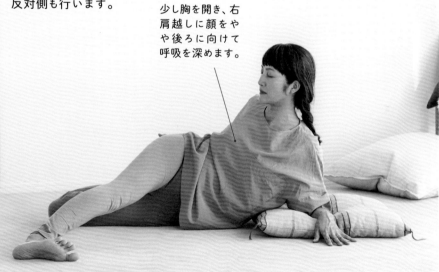

逆転の子ども

お尻の下に
クッションや
ブランケット

プロップ

・ブランケット
…頭を支える、呼吸を楽にする

・サンドバッグ
…気を落ち着かせる

・クッション
…膝を保護する、骨盤を支える

1

クッションの上に座る

折りたたんだブランケットまたは
クッションをお尻の下に敷いて、
たっぷり膝を開いた形で
腰を下ろします。

2

上半身を下ろす

両手を床について、背すじを伸ばし、
そこからお辞儀をするように
頭を床に下ろします。

3

呼吸を感じる

額の下に両手を重ねて枕をつくるか、
ブランケットなどに休ませます。
もしあれば、腰のあたりに
サンドバッグや湯たんぽをのせても。
呼吸の広がりを感じながら
留まってみます。

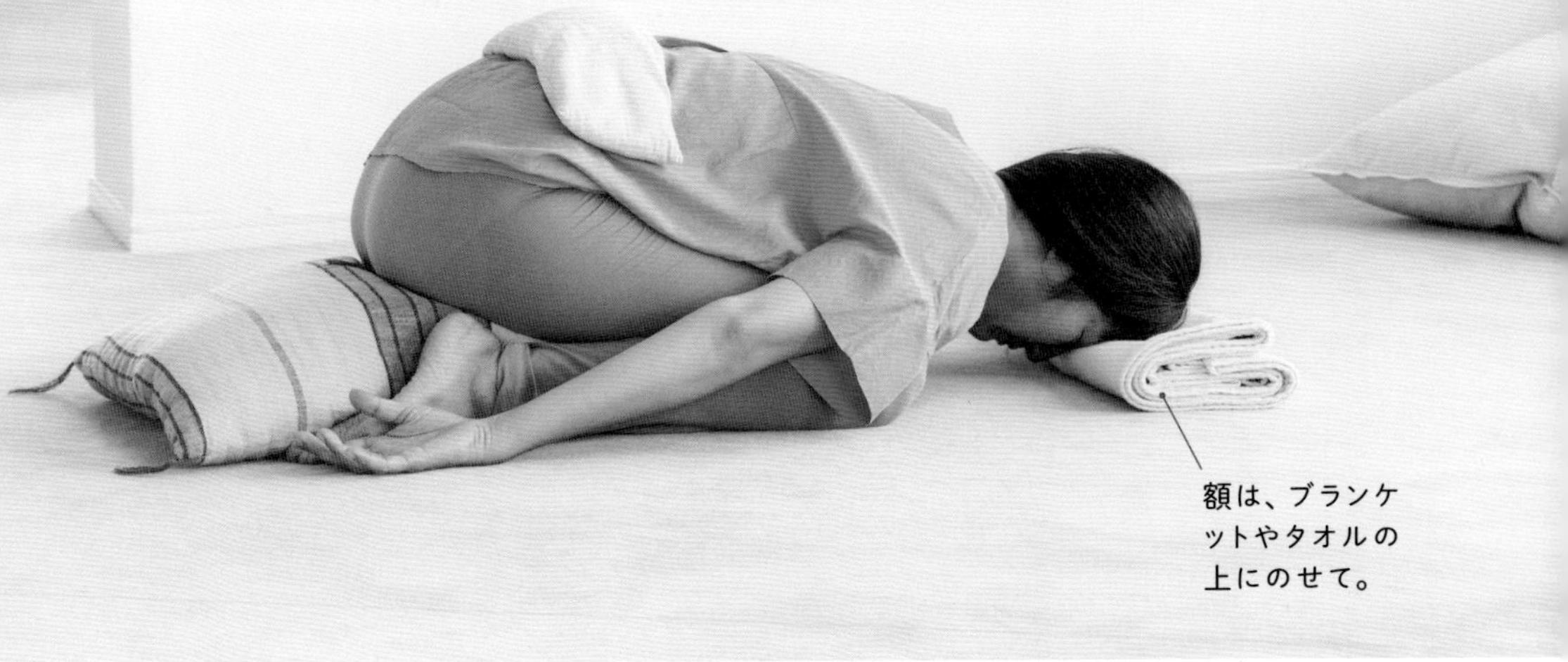

額は、ブランケットやタオルの上にのせて。

逆転したボルスターをハグ

プロップ

・ボルスター
…上体をサポート、安心感

・ブロック
…傾斜をつくる

・ブランケット
…膝や足首を保護する

1

右の姿勢から
一度上体を起こし、
呼吸を確認しましょう。
今度はブロックを
一番低い高さにして
股の近くに置きます。

2

縦に置いたボルスターで
傾斜をつくり、おなか、胸、
頭の順にゆっくりと下ろして
体重を預けていきます。
ボルスターをハグしながら、
楽に息をしましょう。

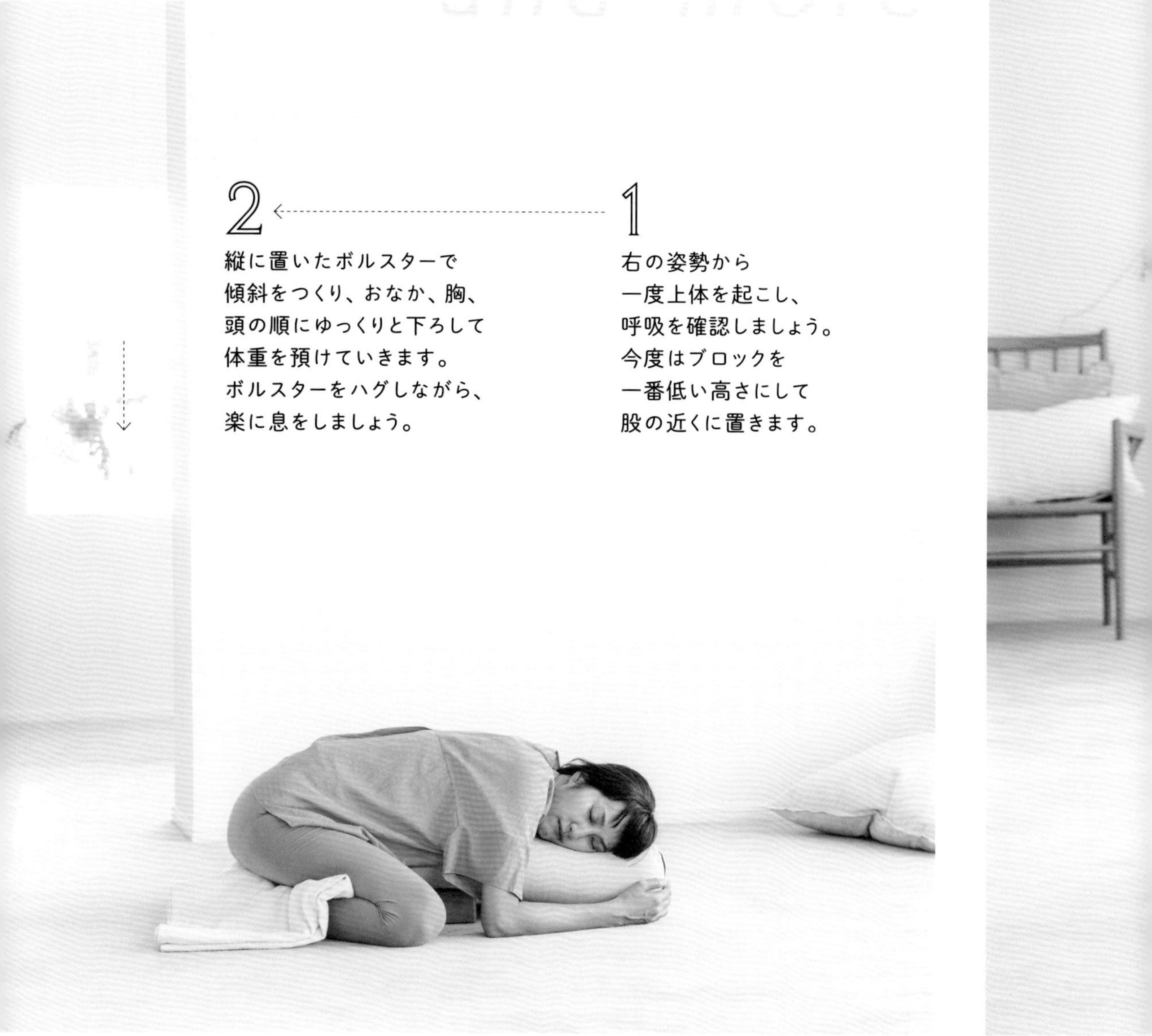

魚

ボルスターとタオルを使って

プロップ

・ブランケット、タオル
…首のカーブを支える

・ボルスター
…胸を開く

1
横になる

両膝を立てた姿勢で
ボルスターに座り、
その上に背中を下ろします。

2
胸を開く

肩甲骨のあたりにボルスターの端が
くるように位置を調節します。
肩が浮かないで床についている
ところまで前後し、
胸を開きましょう。

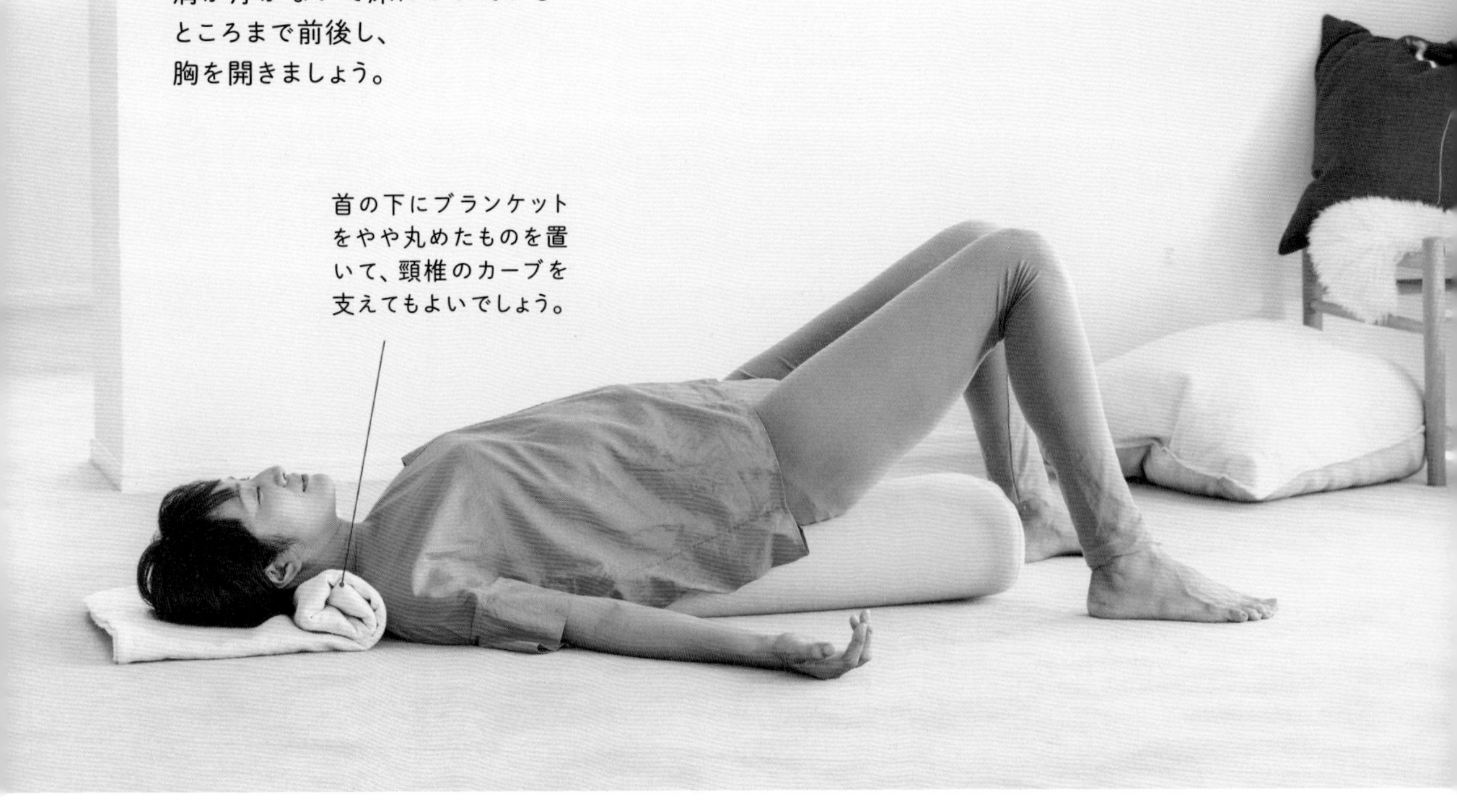

首の下にブランケットをやや丸めたものを置いて、頸椎のカーブを支えてもよいでしょう。

プロップ

- ブロック（上）…頭を支える
- ブロック（下）…胸を開く

ブロックを2つ使った魚

and more

1

真ん中の高さに立てたブロックを、少し離れたアルファベットのT字になるように置きましょう。

2

上のブロック（横向き）は頭を枕のように支え、下のブロック（縦）は左右の肩甲骨の間を支えることで胸を開きます。

3

姿勢が定まったら腕は体の横に休ませるか、腕を伸ばし（サボテンの腕）重力を利用して胸を開いても気持ちがよいです。

膝を立ててブロックの前に座り、手で体重を支えながらそろそろと背中をブロックの上に下ろしていきます。自分の体に合った位置にブロックがくるように、ひと手間かけて調節しましょう。

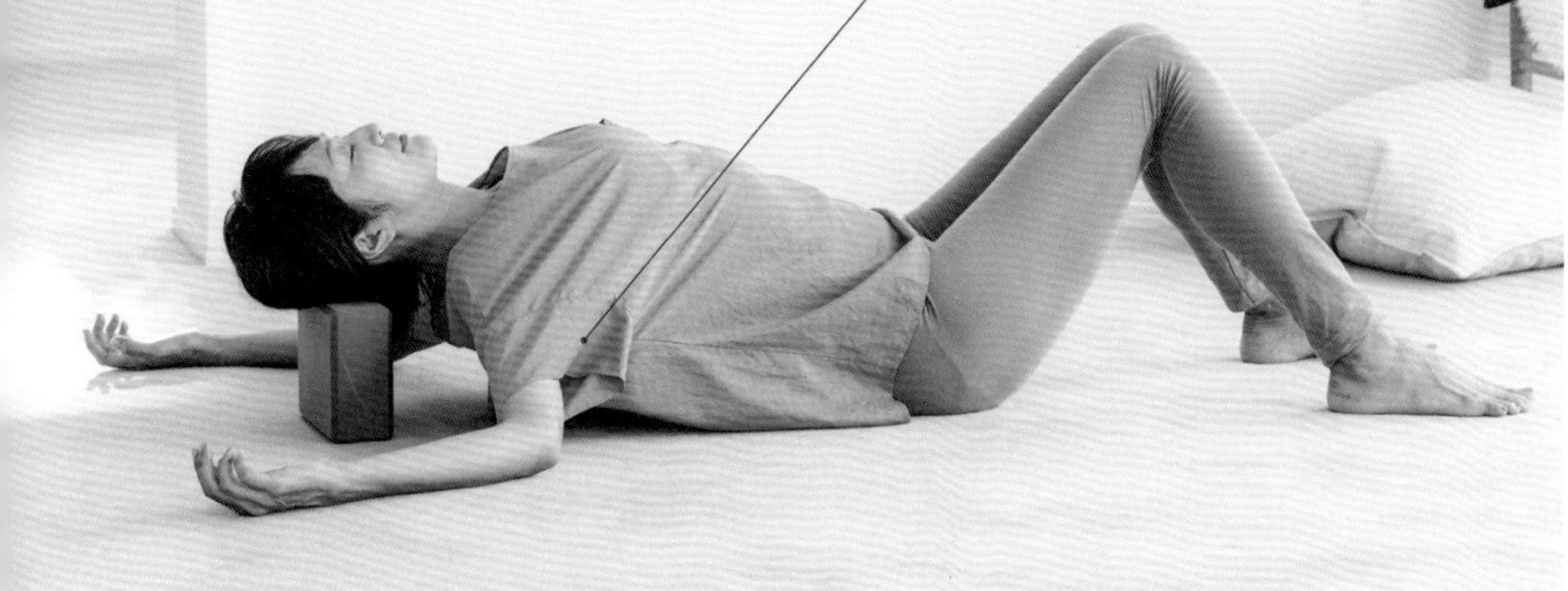

flight to baliのポーズ

ブロックとボルスターを使って

1
横になって脚を持ち上げる

真ん中の高さに立てたブロック二つで
横向きのボルスターを支えます。
その上にふくらはぎを休ませ、
腕は楽なところに。

2
ちょうどいい距離をとる

骨盤とボルスターの距離を調節し、
体も呼吸も心地よい姿勢が見つかったら、
そこに留まり、
自然な呼吸を解き放ちましょう。

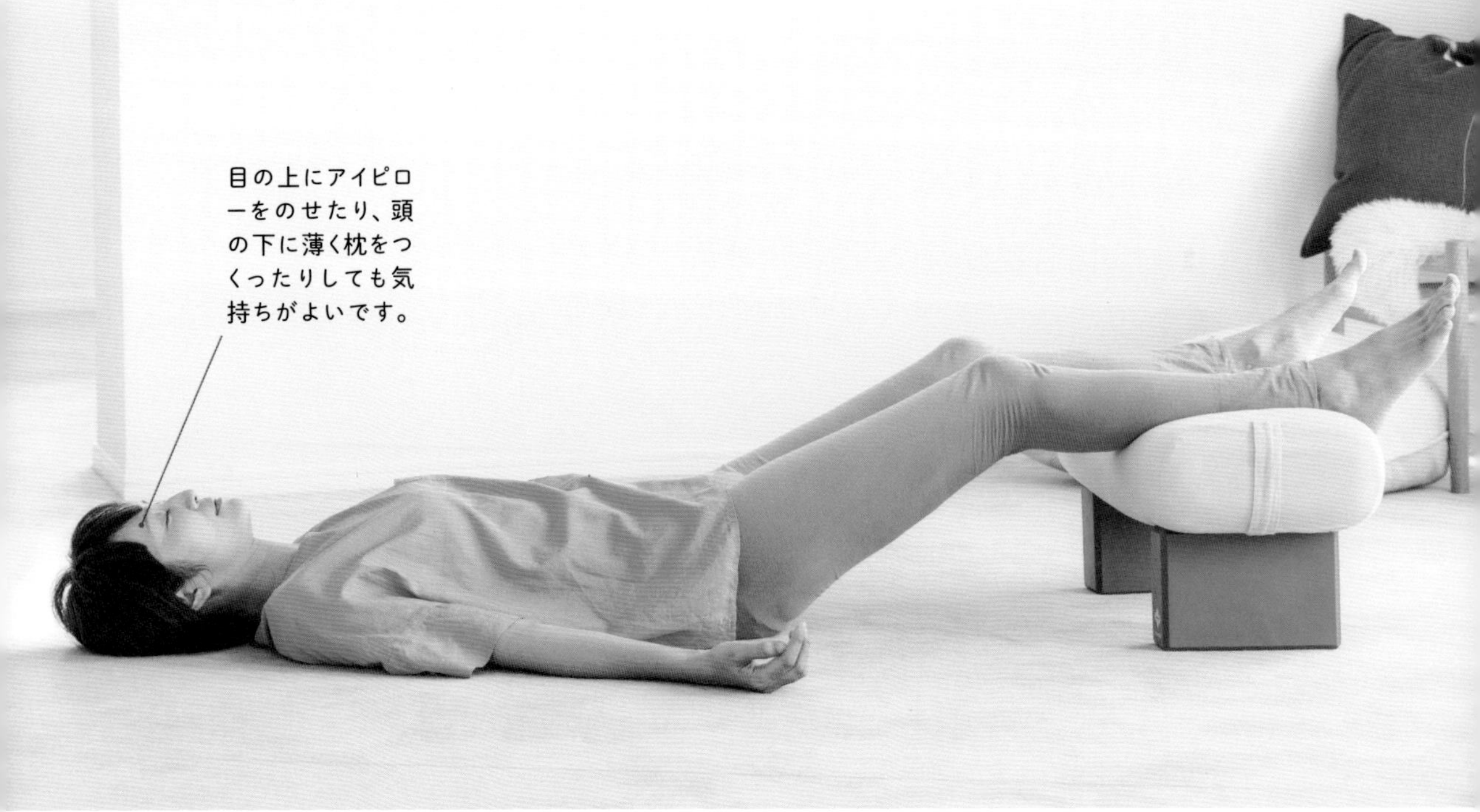

目の上にアイピローをのせたり、頭の下に薄く枕をつくったりしても気持ちがよいです。

＊ Thanks to Tianne!
www.yogatianne.com

椅子を使って

and more

プロップ

- ボルスター、ブロック
  …脚を持ち上げる
- 椅子
  …脚を持ち上げる
- ブランケット
  …胸を開く

1

椅子の座面の上に
ふくらはぎを休ませ、
横になります（ダイニングチェアやソファの座面など安定したもの）。

2

上体を椅子に近づけたり、
遠ざけたりして、自分にとって
ちょうどよい距離を探ってください。
心地よい感覚につながったら、
好きなだけこの姿勢で
息をしましょう。

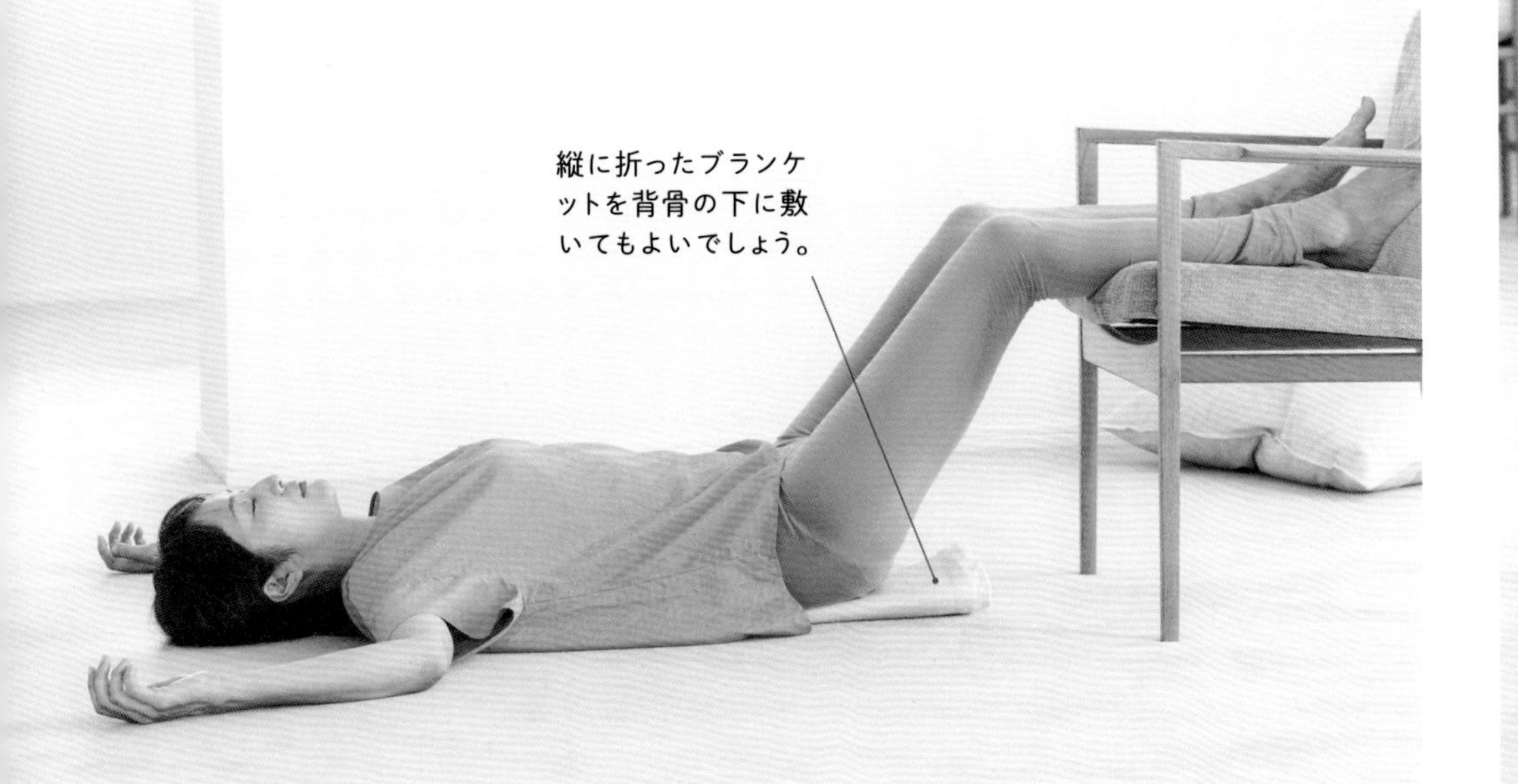
縦に折ったブランケットを背骨の下に敷いてもよいでしょう。

心地よい信号を送る

くつろぎの感覚は、静かな湖に広がる波紋のように
全身を行き来します。穏やかに体から立ち上がるセンセーションに
身を委ねながら、呼吸の広がりをセンスします。
副交感神経の大半を占める迷走神経の80％は求心性で、
心地よさに耳を澄ませている間中、電気信号を体から脳に向かって
伝えます。練習を通じて体がくつろぎ、安心することで、
末端から中枢に向かって普段のトップダウンの
代わりに、「快」のフィードバックが送られるのです。
心配性の脳に、「警戒・警報を解除してエネルギーを
治癒と回復に向けても大丈夫だよ」と語りかけています。
限界を超えて、ひたすら突き進む情熱で仕事やヨガを頑張っている人も、
自分自身に何かしらのメッセージを送っています。
体は発電所のようなもので、ひたすら大量の熱を生み出すことに
注力し続けると、〝施設自体〟がストレスで疲れてしまいます。

体が機能することはミラクル

当たり前すぎて忘れがちですが、肉体は私たちが生まれもった最大のギフト。どのような体も美しいものです。あらゆる生命の犠牲があることで体は生かされ、助けられていることに私たちが普段気づかないくらいの完璧なさりげなさで、機能してくれていることがミラクルです。体を大切にするきっかけが「病気」だったという人は多いですが、できればそこまで体が強くノーを出す前から、大切にケアしていきたいな、と思っています。

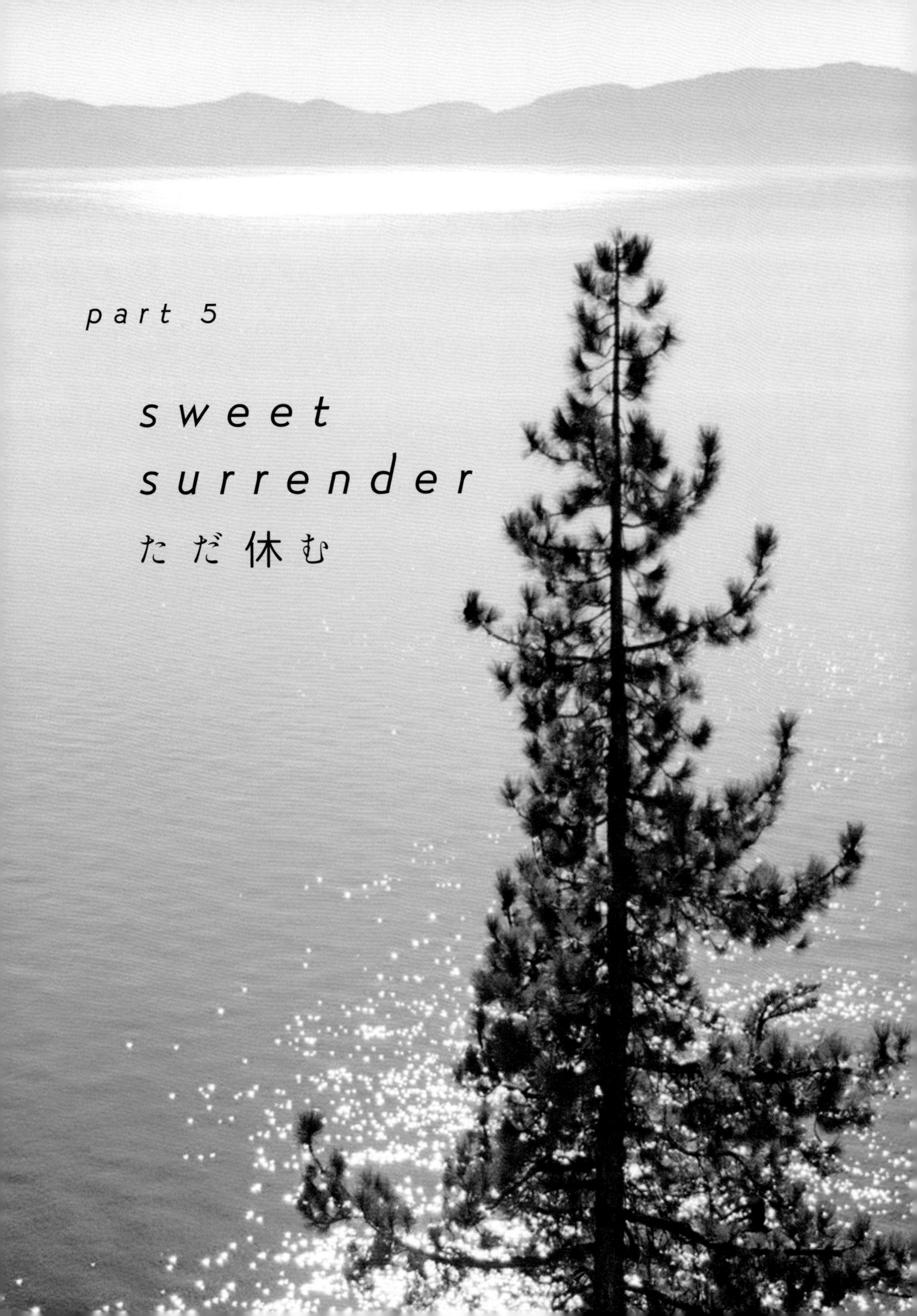

part 5

sweet surrender
ただ休む

ただよりかかる、休む

「以前は何かに頼ること、人にお願いすることが苦手で、なんでも一人で頑張ろうとしていた」という話をバンクーバーのスワン先生がクラスの中でされたとき、自分の話を聞いているようでした。

　私も、ほんとうは無理なのに「大丈夫です」とノーを言えないで抱え込み、あとで疲れてしまうところがありました。

　子どもから大人に成長していく過程の中で、歯ブラシ、お着替え……。自分でできることが増えると褒められます。

　誰かに頼ることや、できないことを認めるということが、なんだか悪いような気がして、その「設定」で自分を不自由にしていたのかもしれません。

お願いする、預ける練習

妊娠・出産は革命的なできごとで、産後に一人で赤ちゃんの世話も家事も仕事もするのは、体への負担ももちろんですが、心を殺さないと無理なように感じられました。

　子どもが生まれたばかりの頃は元気を振り絞って、疲れや弱気を見せないように追い出そうとしていたのですが、そのような、しばしば否定的な文脈で語られる、だけどライフを生きている中では不可欠なエネルギーの居場所、休むことを自分の意識の中につくって、おっかなびっくりでも〝ＡＮＤ〟でつなげられたらいいなと思うようになりました。

　近くの人たちに言葉で伝えること、お願いすること、信頼すること、カッコつけないことを少しずつ練習するようになったら、関わる人が増え、生活のリズムや家事分担も変わって、楽な自分でいられる時間が増えてきました。

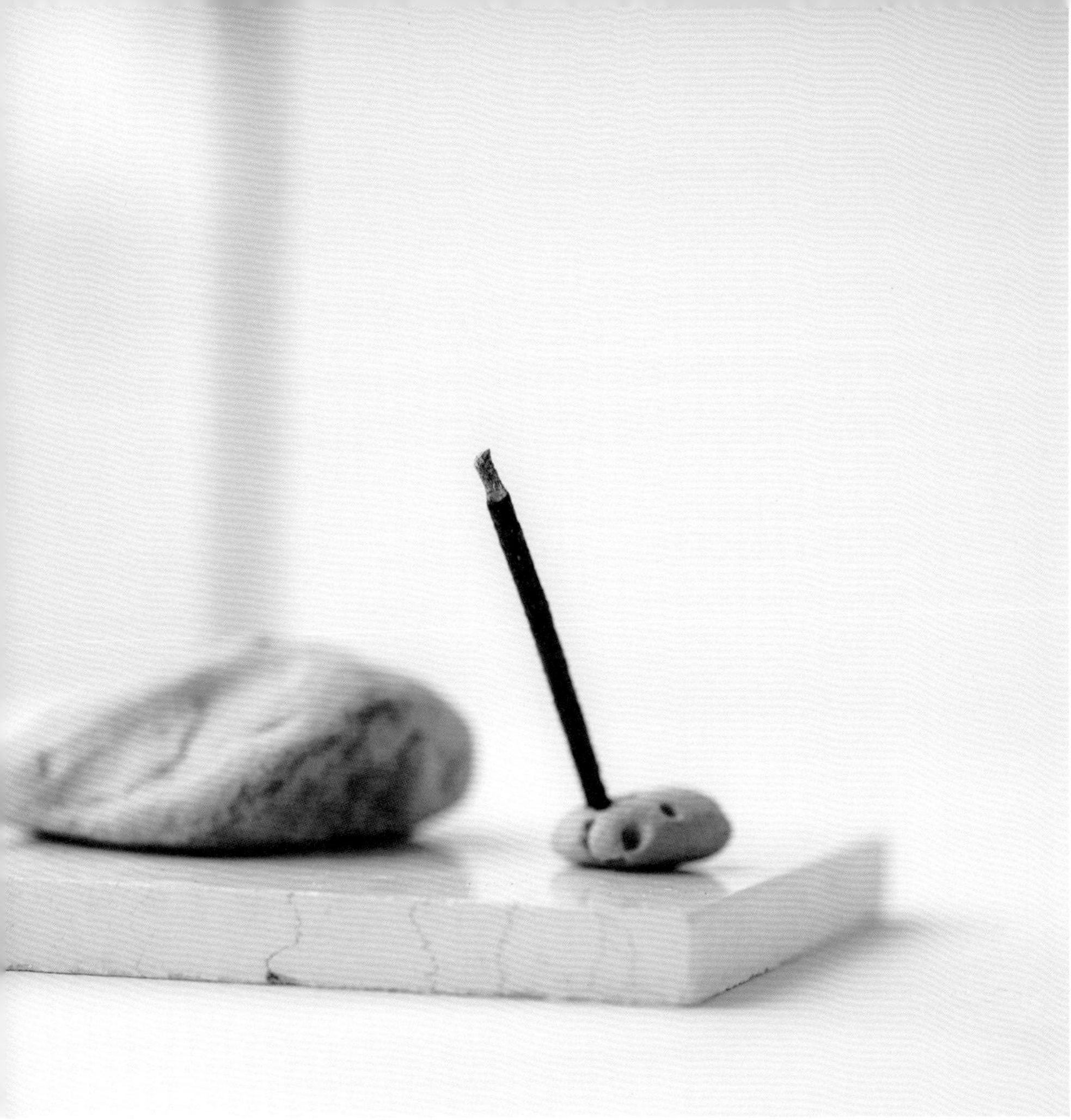

- 壁と重力を使って、くつろぎの感覚につながることを練習します。自宅の壁にスペースがなければ、家具を移動したり安定したタンスやクローゼットの扉などを利用してください。

- 壁はしばしば行く手を阻むもののメタファーですが、アプローチによっては上ること、よりかかること、守ってもらうこと、思い出の写真を飾る場所としても役に立ちます。

- 重力。地球の子どもである私たちが、宇宙に飛び出さないように大地につなぎとめてくれているマザーアースからの愛の表れなのかもしれません。いつもそこにある大きな流れに身をまかせるように、疲れたときにいつでも、これらのポーズにただ休んでみてください。

- 最低限の努力でOKな自分がいることを知る練習でもあり、何かによりかかることのレッスンでもあります。いつものクセで必要のない力を入れている自分に気づいたら、ゆらゆら揺らしてみたり、吸う息をそのエリアに招待し、吐く息とともに余計な力みを抜いてみると、また新しい自分に出会うかもしれません。

壁でサポートされた半分の開脚

片膝を曲げて胸を開く

両手は壁に沿って上に昇らせ、額を休ませても。

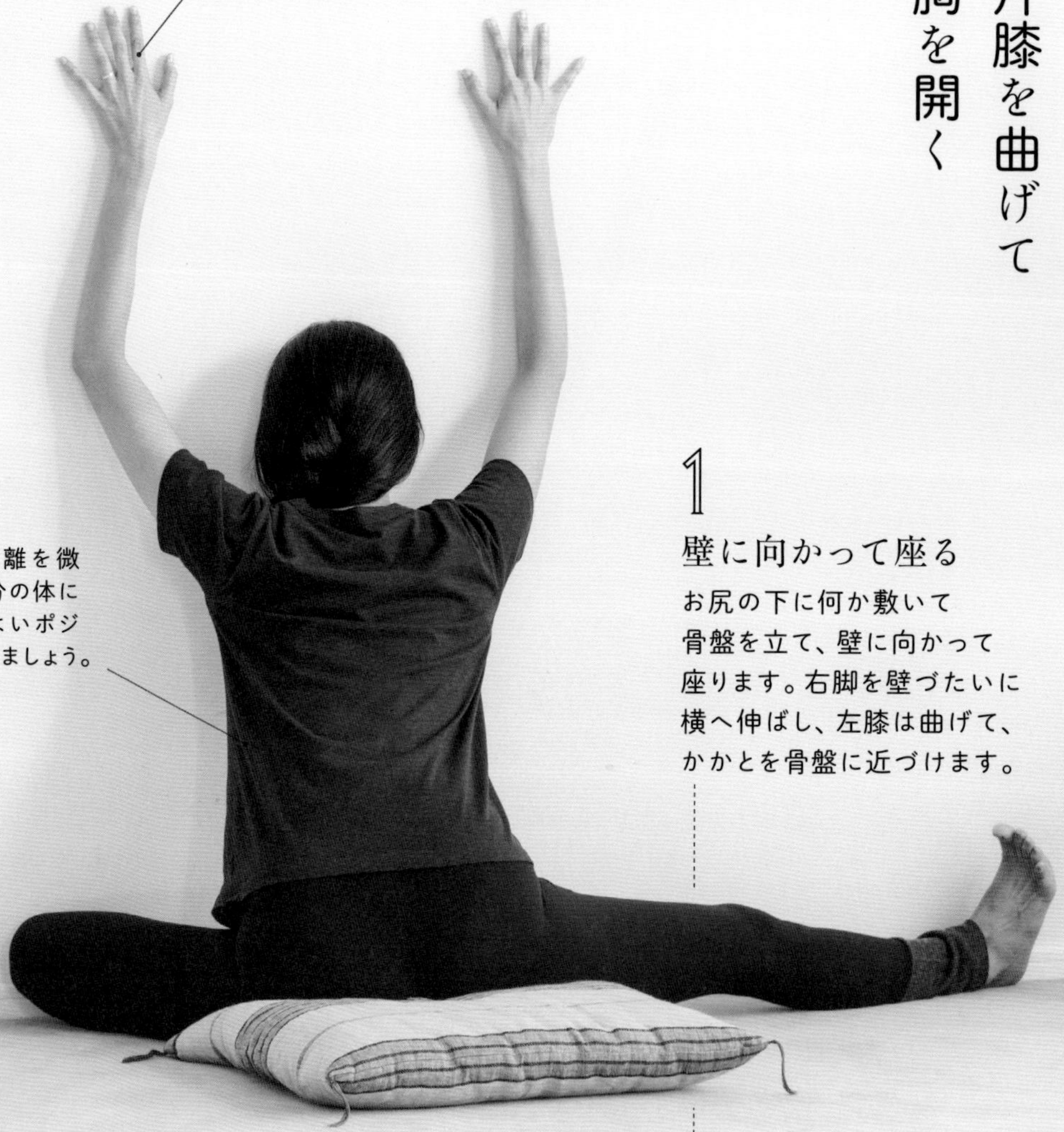

壁からの距離を微調整し、自分の体にとって心地よいポジションを探りましょう。

1

壁に向かって座る

お尻の下に何か敷いて骨盤を立て、壁に向かって座ります。右脚を壁づたいに横へ伸ばし、左膝は曲げて、かかとを骨盤に近づけます。

2

腕を伸ばし胸を開く

両手を上げて伸び上がり、壁に置きます。吸う息を満たしながら、背すじを伸ばし、吐く息とともにお辞儀をするように上体を前傾させ、壁によりかかりましょう。

3

呼吸を意識しながら、しばし姿勢を保ちます。反対側も同様に。

プロップ

- 座布団、クッションなど何かお尻に敷くもの…骨盤を立てる
- 壁…支える、安定させる

ツイスト

and more

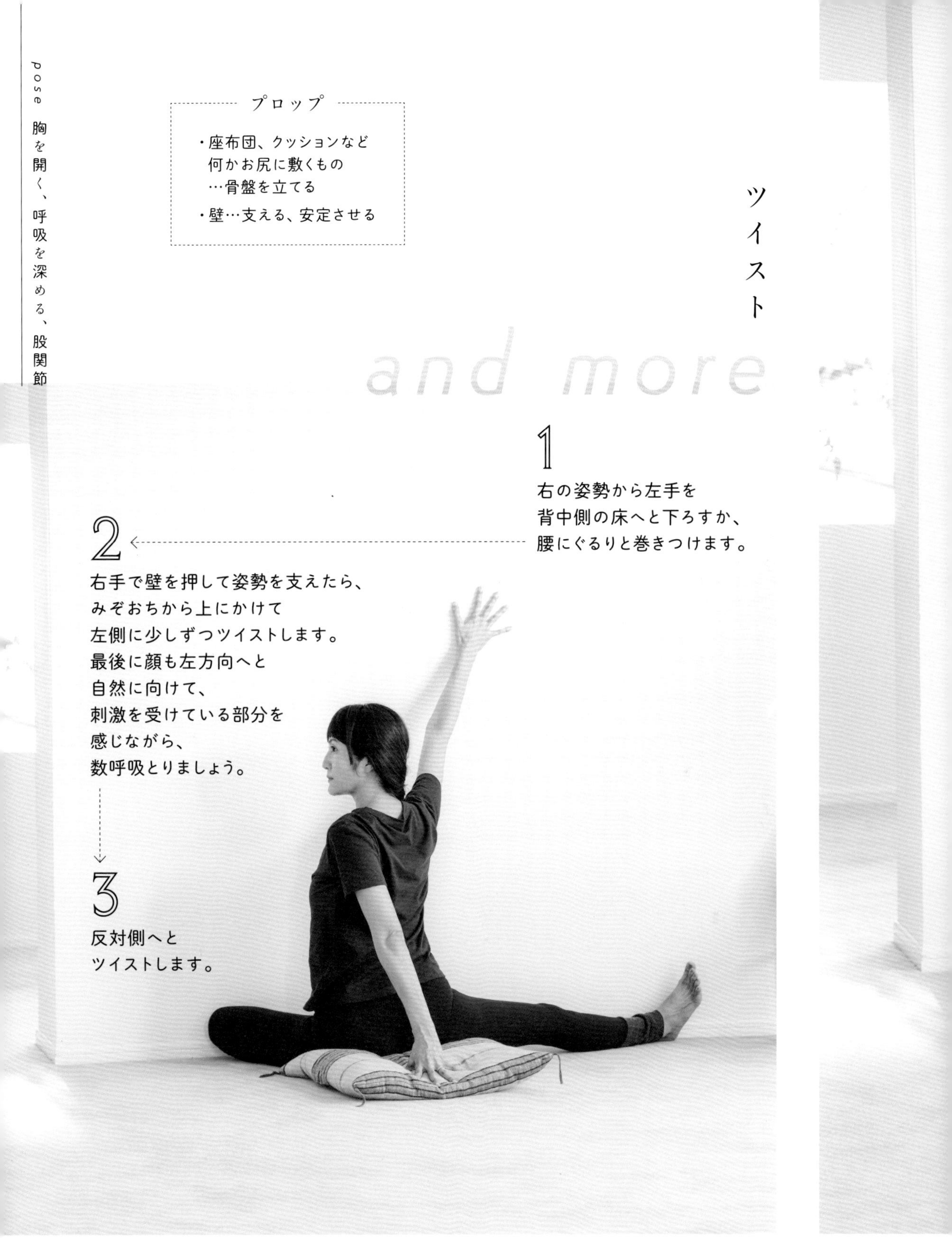

1

右の姿勢から左手を背中側の床へと下ろすか、腰にぐるりと巻きつけます。

2

右手で壁を押して姿勢を支えたら、みぞおちから上にかけて左側に少しずつツイストします。最後に顔も左方向へと自然に向けて、刺激を受けている部分を感じながら、数呼吸とりましょう。

3

反対側へとツイストします。

壁を使ったスクワット

股関節を開く

1
両足を壁に

壁の近くに腰を下ろし、
そこから背中も床に下ろします。
上体が壁から直角に伸びるように
姿勢を調節したら、両足を壁につけて
スクワットをします。

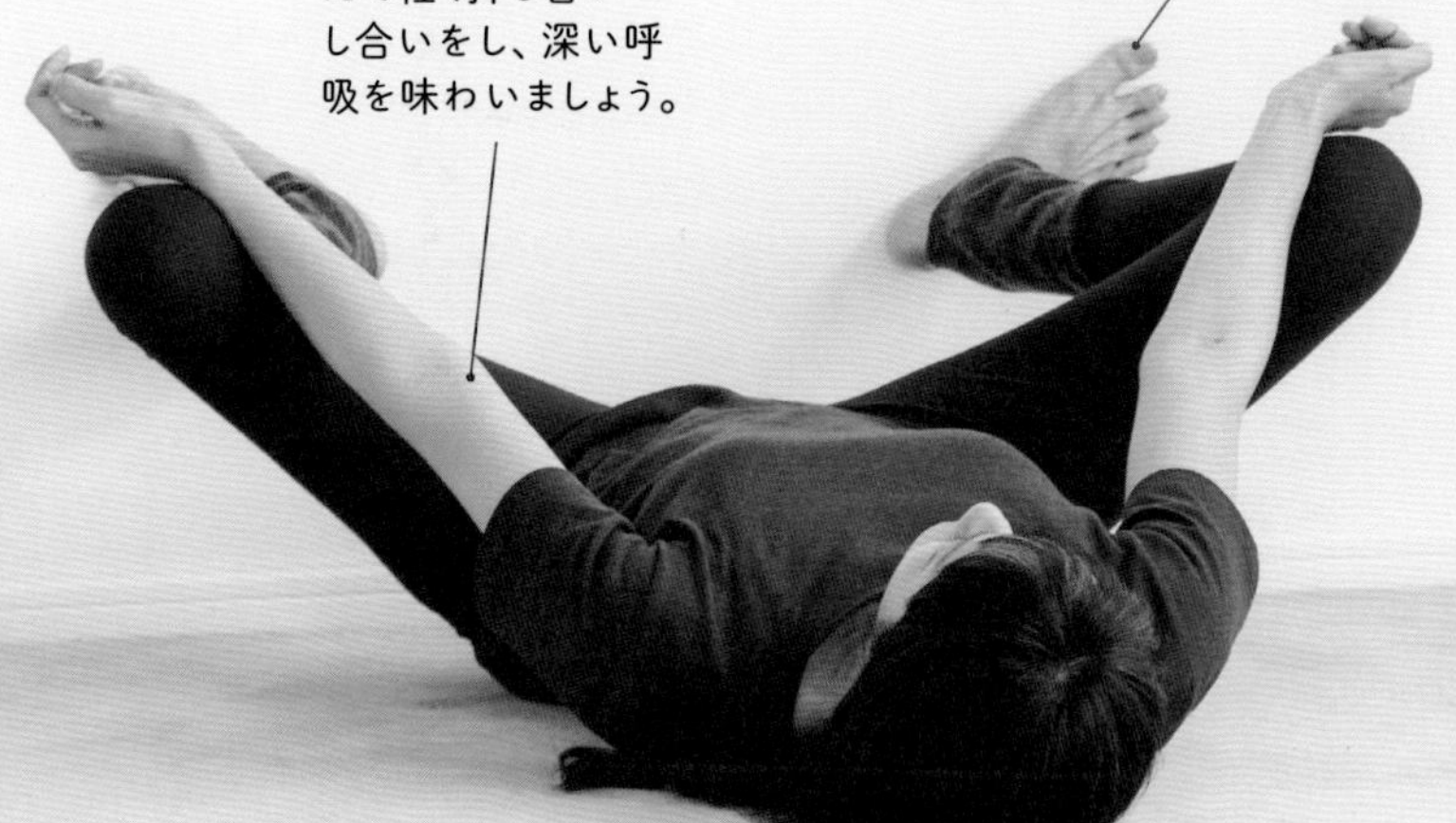
足のつま先は大きく広げ、やや外側に向けて足裏の4点（親指と小指の付け根、かかとの内側と外側）で壁を踏み込みます。
腕は脚の内側に添えて軽く押し合いへし合いをし、深い呼吸を味わいましょう。

2
壁を踏み込む

足幅を広げたり壁からの距離を
調節することで、内ももにほどよい
ストレッチを感じる姿勢へと微調整します。
呼吸を縦に通して、ゆっくり数呼吸。

プロップ

・壁…姿勢を安定させる

組み手を頭上に

and more

1

右の姿勢から、
組み手を頭の向こうに
伸ばします。

2

背骨を構成する
一つひとつの骨の間、
骨盤と肋骨の間に空間が
広がるようなイメージを持ちながら、
たっぷりとした呼吸を味わいましょう。

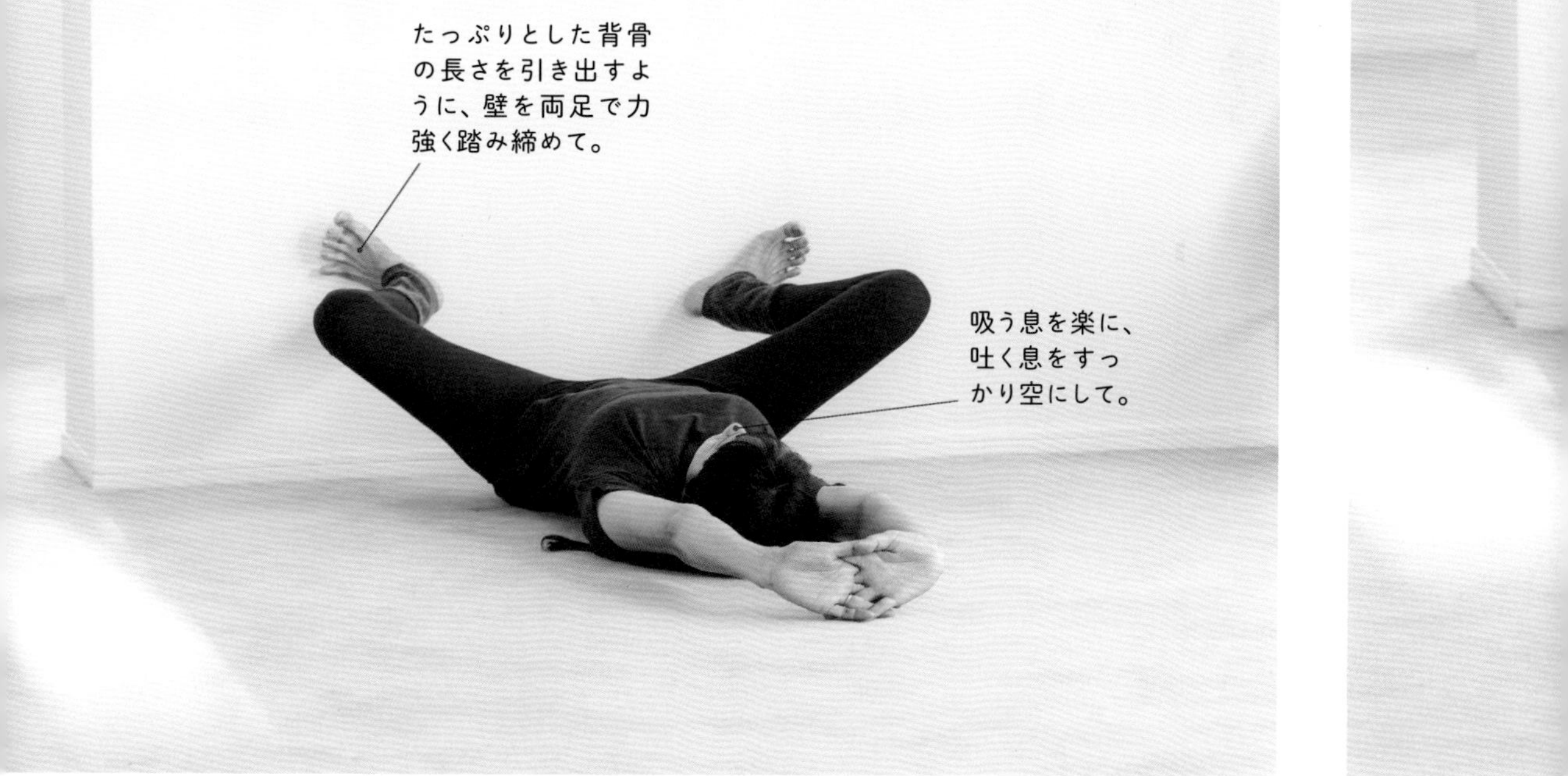
たっぷりとした背骨の長さを引き出すように、壁を両足で力強く踏み締めて。
吸う息を楽に、吐く息をすっかり空にして。

壁を使った針穴

数字の「4」

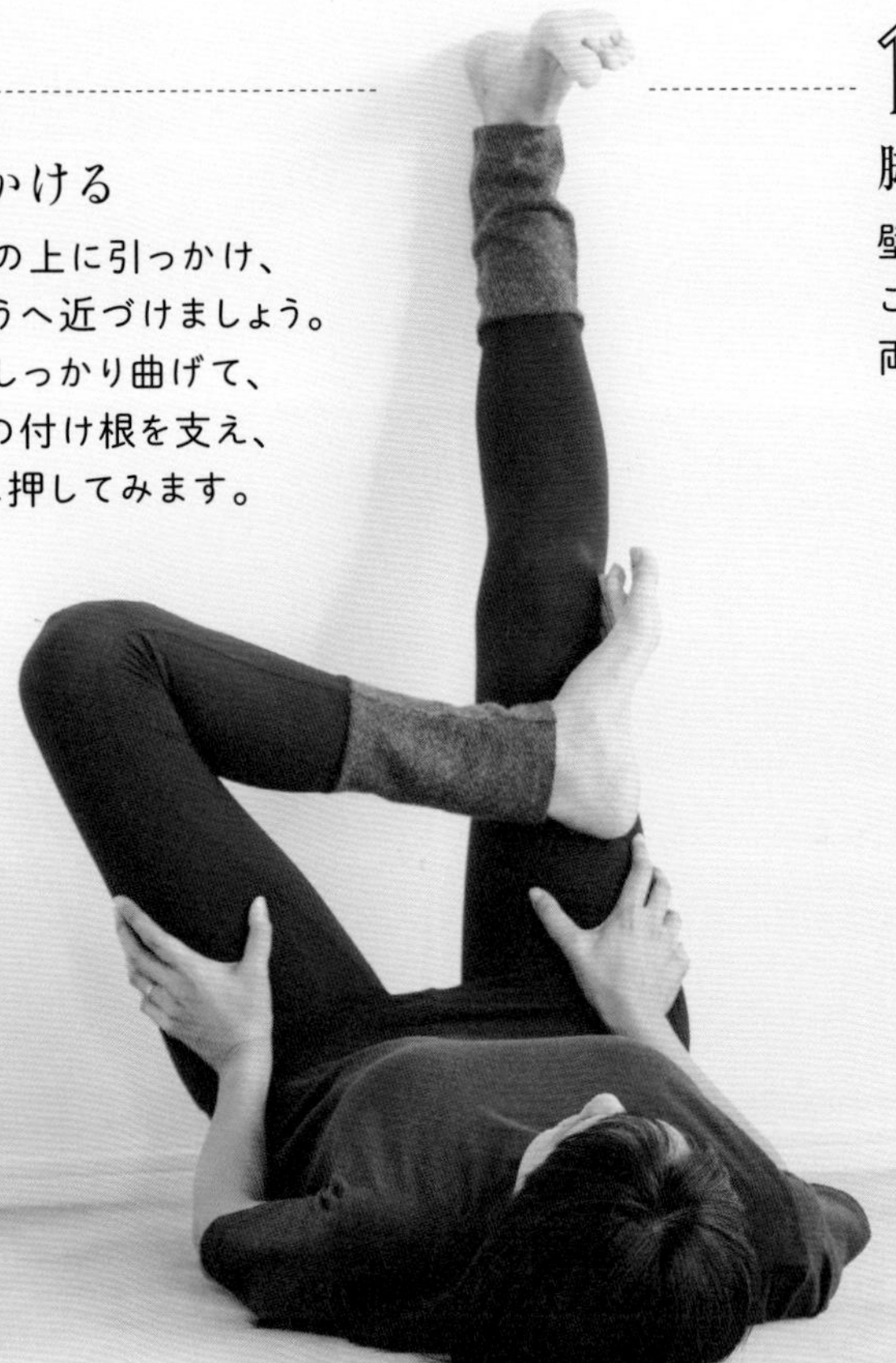

1
脚を上げる

壁際に座り、お尻を壁から
こぶし二〜三つ分ほど遠ざけ、
両足を壁にもたせかけて休みます。

2
くるぶしをかける

左足首を右膝の上に引っかけ、
左膝を壁のほうへ近づけましょう。
左右の足首をしっかり曲げて、
両手で太ももの付け根を支え、
軽く壁のほうに押してみます。

3

呼吸をおなかの奥に広げて、
ゆっくり数呼吸。
一度両脚を壁に伸ばしてから、
反対側も同様に。

プロップ

・壁…体を預けやすくする

ヒップリリース

and more

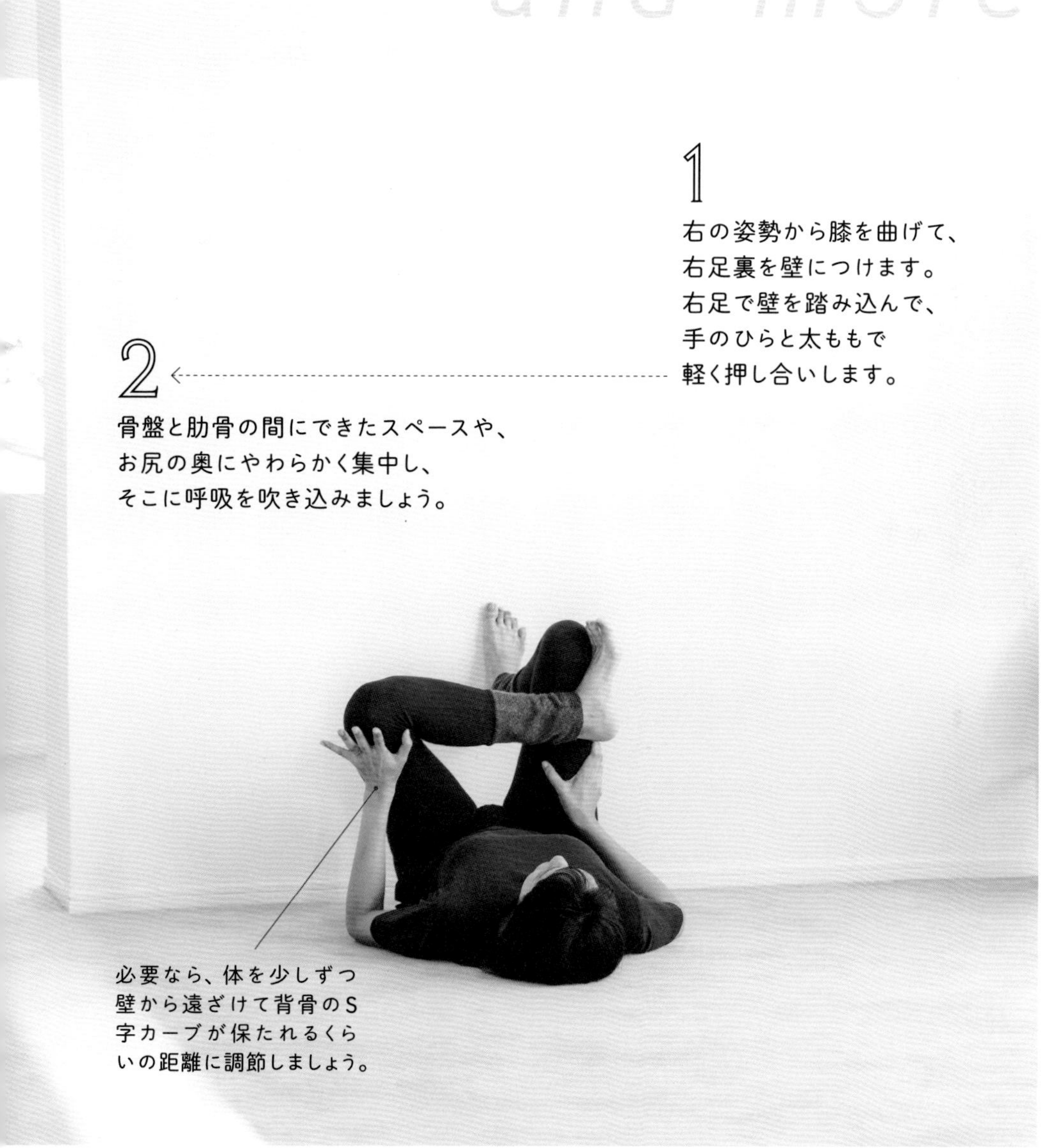

1
右の姿勢から膝を曲げて、
右足裏を壁につけます。
右足で壁を踏み込んで、
手のひらと太ももで
軽く押し合いします。

2
骨盤と肋骨の間にできたスペースや、
お尻の奥にやわらかく集中し、
そこに呼吸を吹き込みましょう。

必要なら、体を少しずつ
壁から遠ざけて背骨のS
字カーブが保たれるくら
いの距離に調節しましょう。

壁を使った合《がっ》せき

膝を曲げて両足裏を合わせる

1
足裏を合わせる

壁の近くにゴロンと横たわりましょう。
足を壁につけて胴体が壁から
まっすぐ伸びる位置にきたら、
膝を曲げて足裏を合わせた
合せきの形をとります。

2
手で内ももを押す

かかとを股に近づけて、
手を太ももに当てて、
壁に向かって軽く押しながら、
肩を耳から遠ざけます。
ゆったりとした呼吸を自分に
プレゼントしましょう。

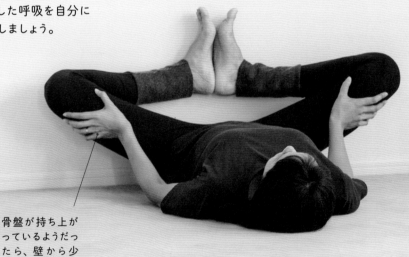

骨盤が持ち上がっているようだったら、壁から少し離れます。

プロップ

・壁…脚を支える

開脚

and more

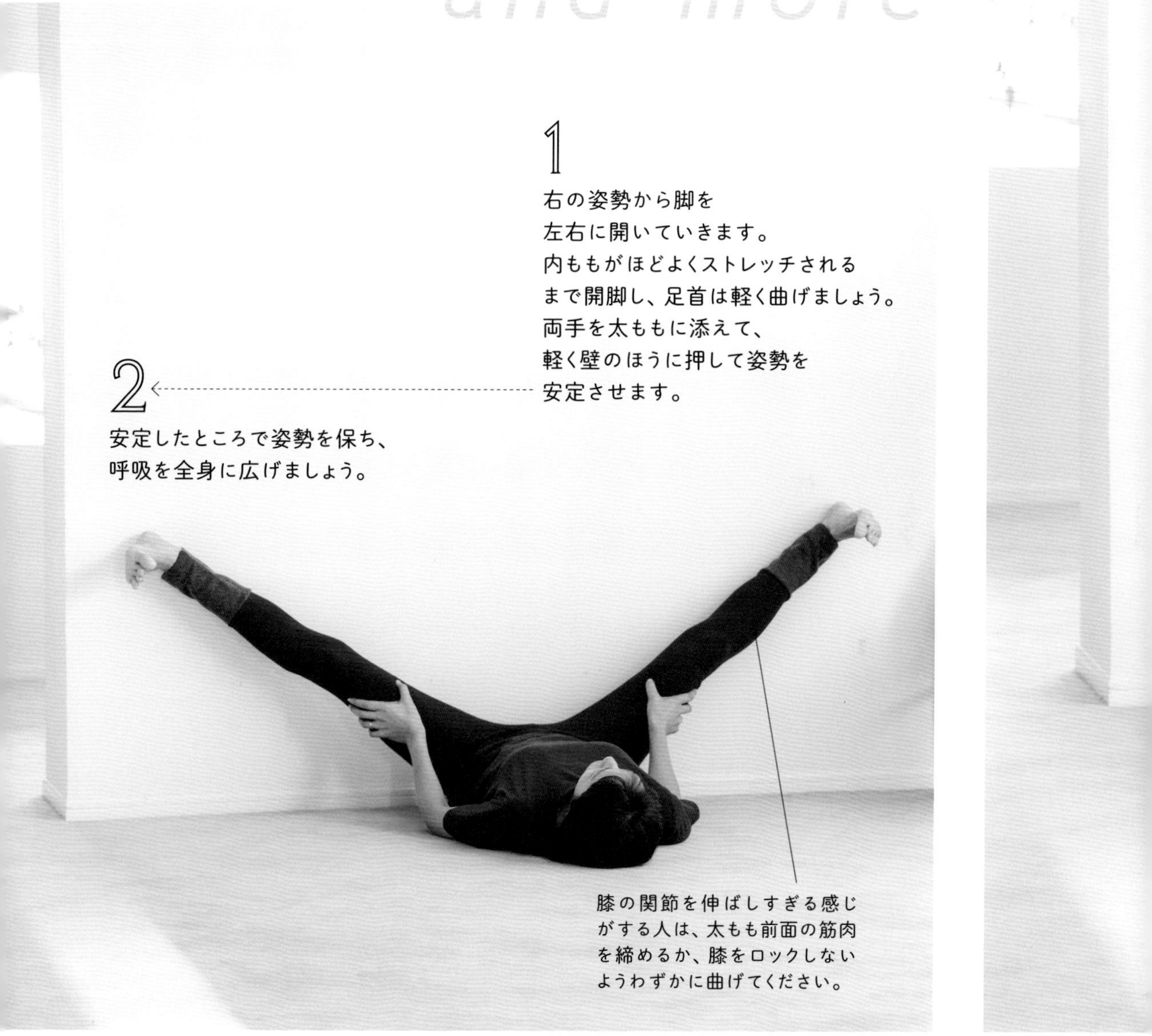

1

右の姿勢から脚を
左右に開いていきます。
内ももがほどよくストレッチされる
まで開脚し、足首は軽く曲げましょう。
両手を太ももに添えて、
軽く壁のほうに押して姿勢を
安定させます。

2

安定したところで姿勢を保ち、
呼吸を全身に広げましょう。

膝の関節を伸ばしすぎる感じ
がする人は、太もも前面の筋肉
を締めるか、膝をロックしない
ようわずかに曲げてください。

壁を使った足上げ

ボルスターを腰下に

プロップ

・ブランケット
…胸を開く、上体を支える

・ボルスター、クッション
…腰を支える

1 ボルスターを準備

壁から拳二～三つ分ほど離してボルスターまたはクッションを置きます。縦長に折りたたんだブランケットをボルスターから垂直に置きます。

2 両脚を上げる

ボルスターの上に座り、背骨がブランケットの上にのるように上半身を下ろしながら、両足を壁づたいに天井のほうへ持ち上げます。

3 お尻を壁に近づける

坐骨がボルスターと壁の間にあるすき間にくるように壁に近づきます。気持ちよい姿勢が見つかったら、重力に身をまかせ、自然に流れる呼吸を味わいます。

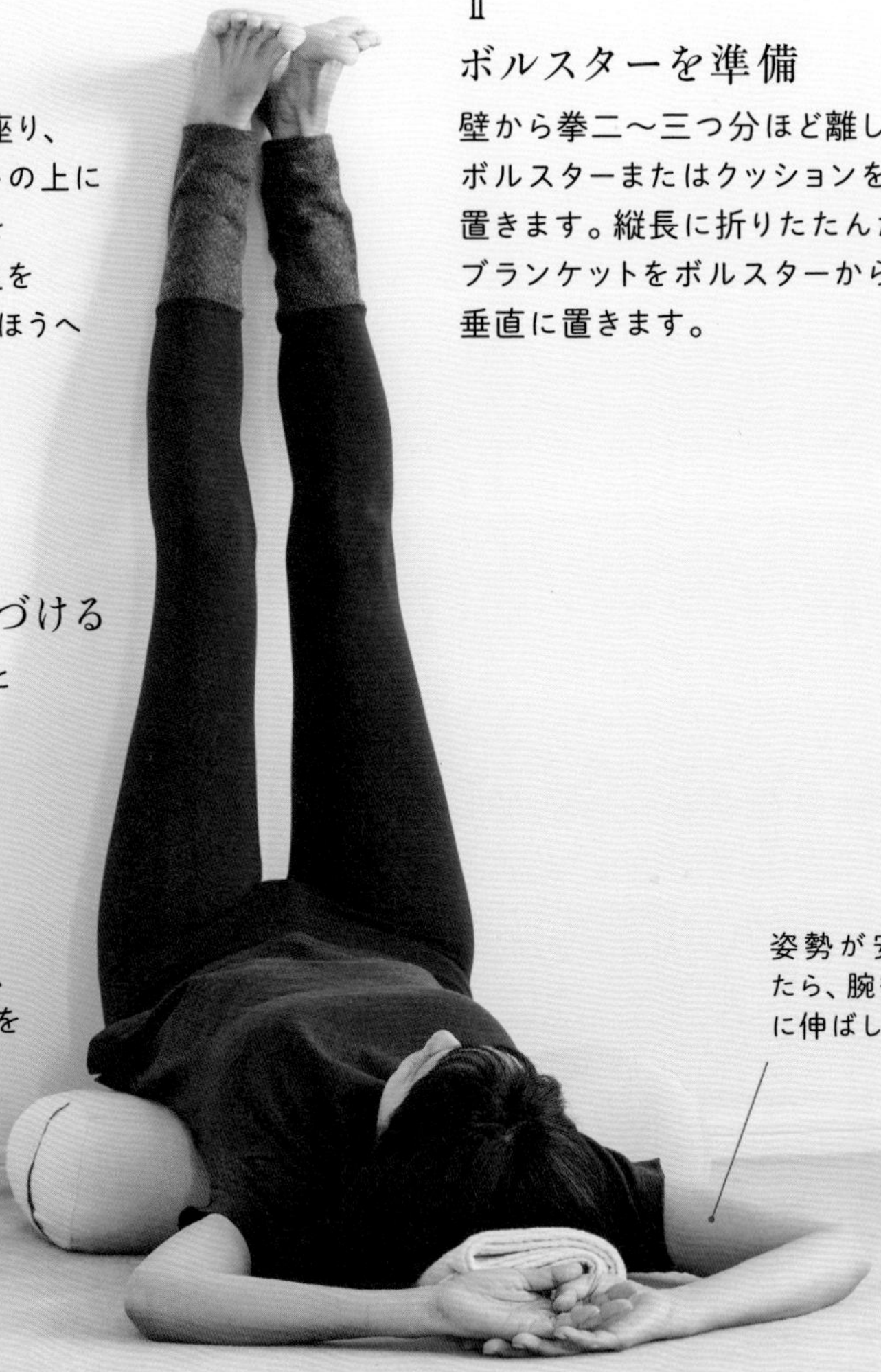

姿勢が安定したら、腕を頭上に伸ばしても。

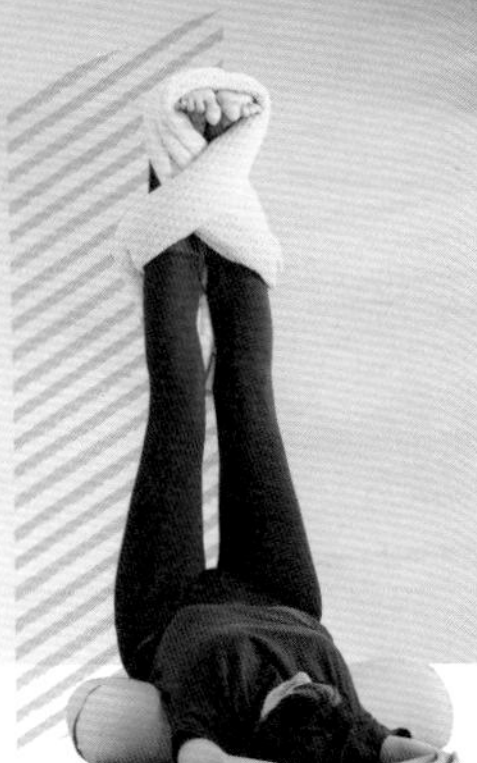

arrange

細長く折りたたんだブランケットを足裏から足首に巻き付けます。両脚を束ねることで、より深く脱力することができる方法です。

プロップ

・ヨガブロック
…ボルスターに傾斜をつける
・壁
…脚をもたせかける

上体を持ち上げる

and more

1

傾斜をつけたボルスターを準備します。壁側に一番低い高さのブロック、遠い側に真ん中の高さのブロックを立てて、その上にボルスターをグラグラしないように置きましょう。

2

ボルスターと壁の間は、骨盤が収まるくらいの距離を空けておきます。そのすき間に座って手を床につき、両足を壁に持ち上げます。

3

背中を、傾斜をつけたボルスターの上にゆっくり下ろして、必要に応じてもう少し壁から「遠ざかる」「近づく」ように調節しましょう。

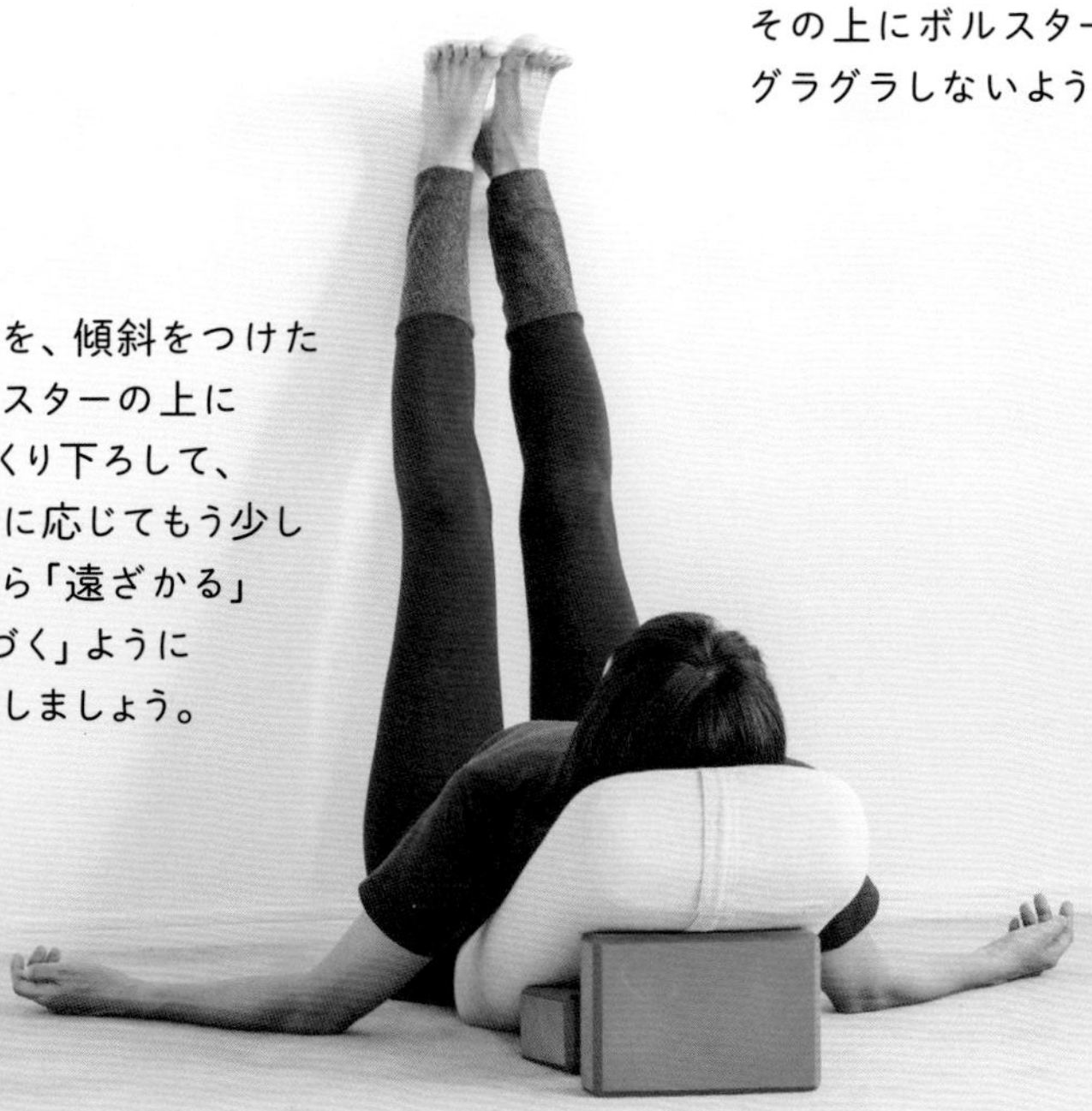

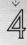

4

楽なところに腕を下ろし、目を閉じて、深い呼吸とともに休みましょう。

壁によりかかって座る

ボルスターを使って

左右の座骨は下に、頭頂は上に伸ばします。

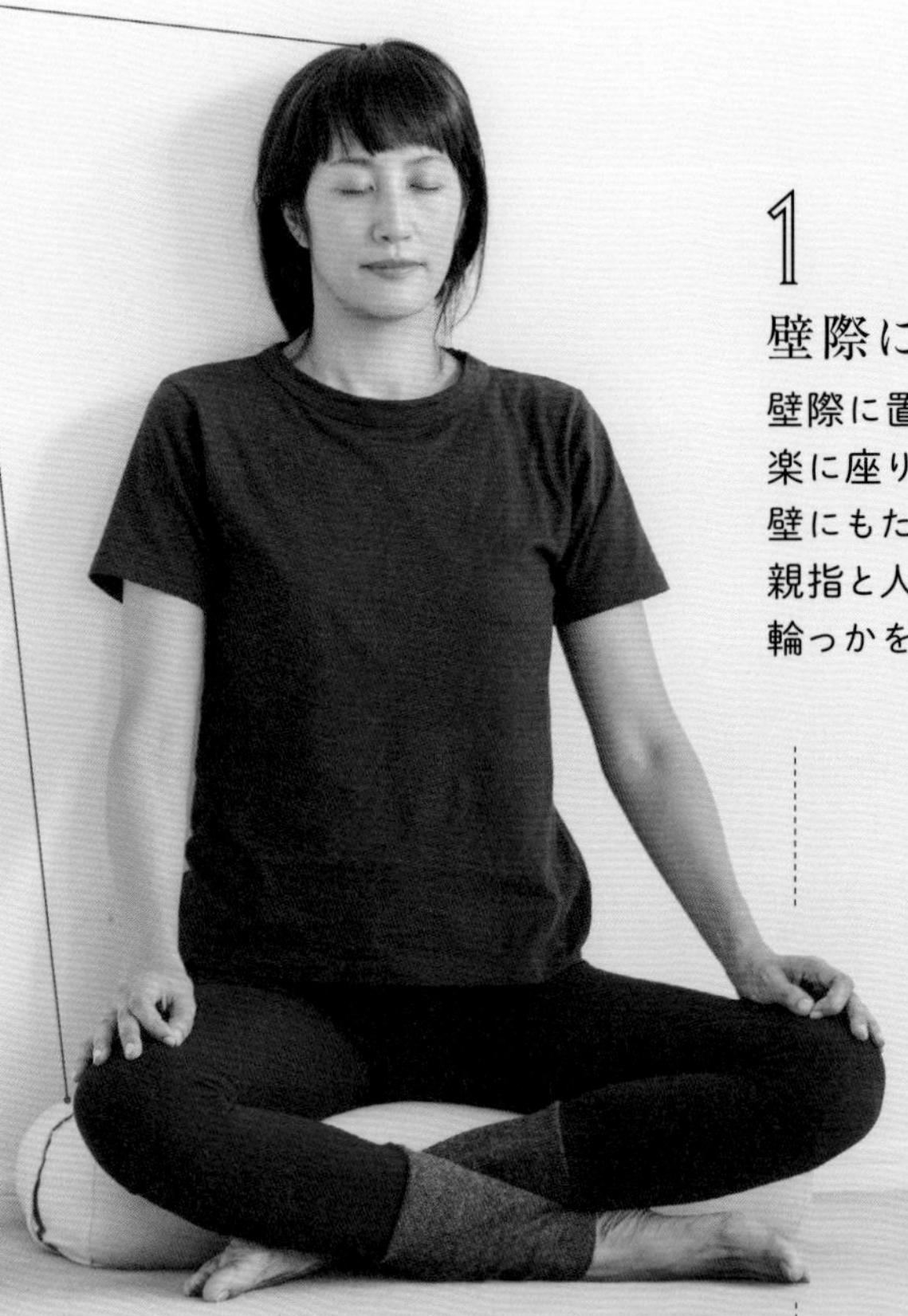

1 壁際に座る

壁際に置いたボルスターの上に楽に座ります。背中や後頭部を壁にもたせかけて、親指と人差し指で輪っかをつくります。

2 姿勢を楽にする

無意識に力が入りがちな目のまわりや眉間のあたり、あごの噛み合わせなどをチェックしてから、安定した楽な姿勢に落ち着きましょう。

3 呼吸とともに

自然な呼吸の流れとともに、静かに座ります。

膝を支えて座る

and more

プロップ

・ボルスターまたはクッション
…骨盤を立てる

・ヨガブロック
…股関節の硬さを補う

・壁
…姿勢を保ちやすくする

1

背中を壁につけて、足首を
交差した楽な姿勢で座ります。
膝と床の隙間を
ブロックやクッション、
折りたたんだブランケットなどで
サポートしましょう。

2

骨盤の後ろ側、肩甲骨のあたり、
頭の後ろ側を壁にもたせかける
ように姿勢を整えたら、両手を
おなかに添えて、その動きや
感覚を手のひらを通じて
センスします。

3

息を吐くときにおなかを
背骨側にゆっくりと
引き寄せ、
吸う息とともに
ふくらませましょう。

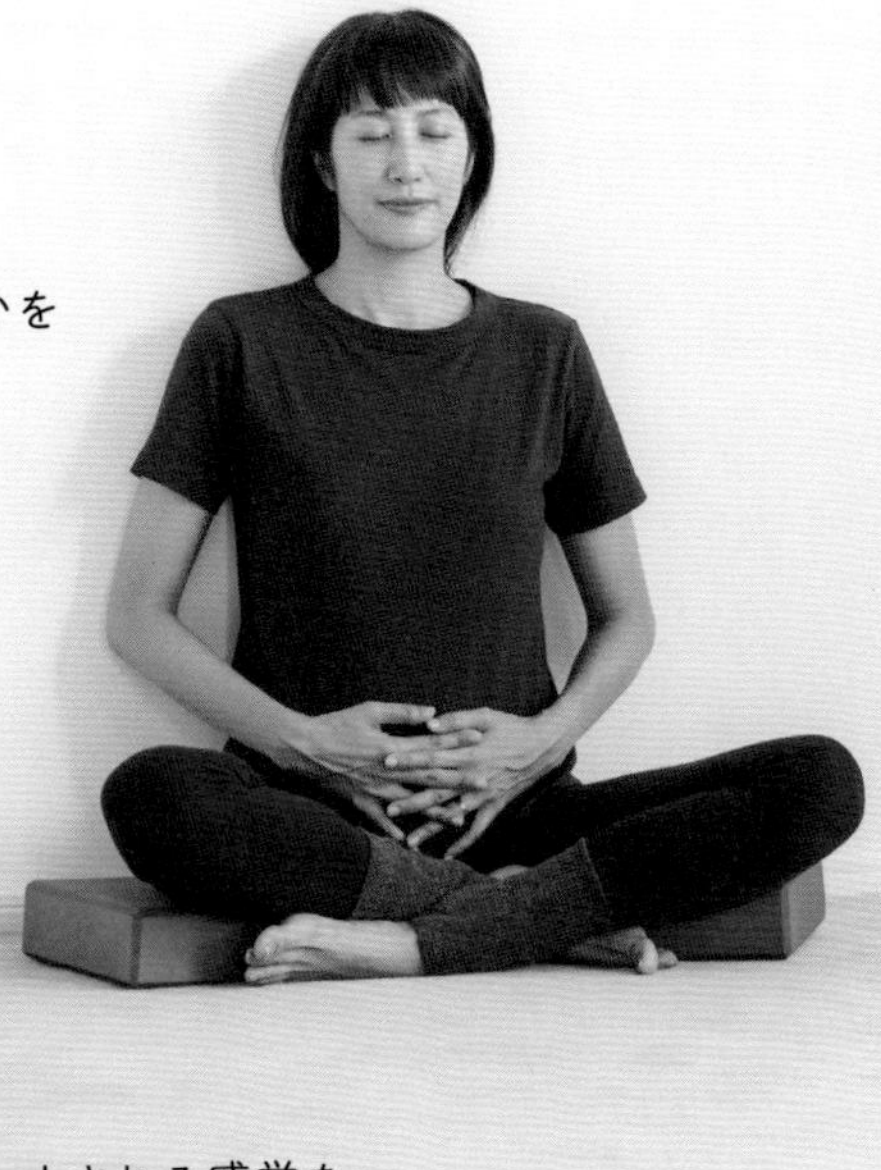

4

瞬間、瞬間アップデートされる感覚を
気楽に味わいながら座りましょう。

ヨガのある暮らし

「くつろぎの源につながる」ということをテーマに
この本をお送りしてきましたが、
最後にそのような練習を応援する一日の過ごし方を、
ヨガと関わりの深いアーユルヴェーダをヒントに
ご紹介したいと思います。
一人ひとり、体質や体調、年齢や家族構成、
ライフスタイルなど、それぞれ異なると思います。
やってみたいこと、取り入れやすいことから始めて
自分にとっての過ごしやすさを見つけてくださいね。

morning
リチュアルで自分にかまう

朝の早い時間、大気はやさしく清らかな光で満ちています。少し余裕をもって目覚めたら、スマホをいじる前に、まず自分をかまってあげましょう。排泄を済ませ、顔や口、鼻などをきれいにし、冷たい水をパシャパシャとかけて目を覚まします。水道水には塩素が含まれているので、肌が繊細な人は化粧コットンにローズウォーターを含ませて顔をパッティングすると、快い香りに癒されて朝から気分が爽快です。

南インドでアーユルヴェーダを学んでいたとき、髪は洗いすぎないこと、夜ではなく朝の時間に洗うことを先生にすすめられ、10年以上そのようにしています。頭はそっと扱うこと、濡らしたままにしないことが大切なので、体調が悪いとき、風が強い日の洗髪は避けますし、そのような日は外出時にも帽子をかぶり、風に当たらないよう注意します。

伝統的には、体質に合ったマッサージ（乾燥気味の人は白ごま油、火照りやすい人はココナッツオイル、油性肌の人は乾布摩擦）をすることがすすめられますが、さっとシャワーを浴びてからボディクリームを塗り込むのも肌が喜びます。

その日の天気に合った清潔な服装に着替えたら、朝のリチュアル（儀式）を行いましょう。

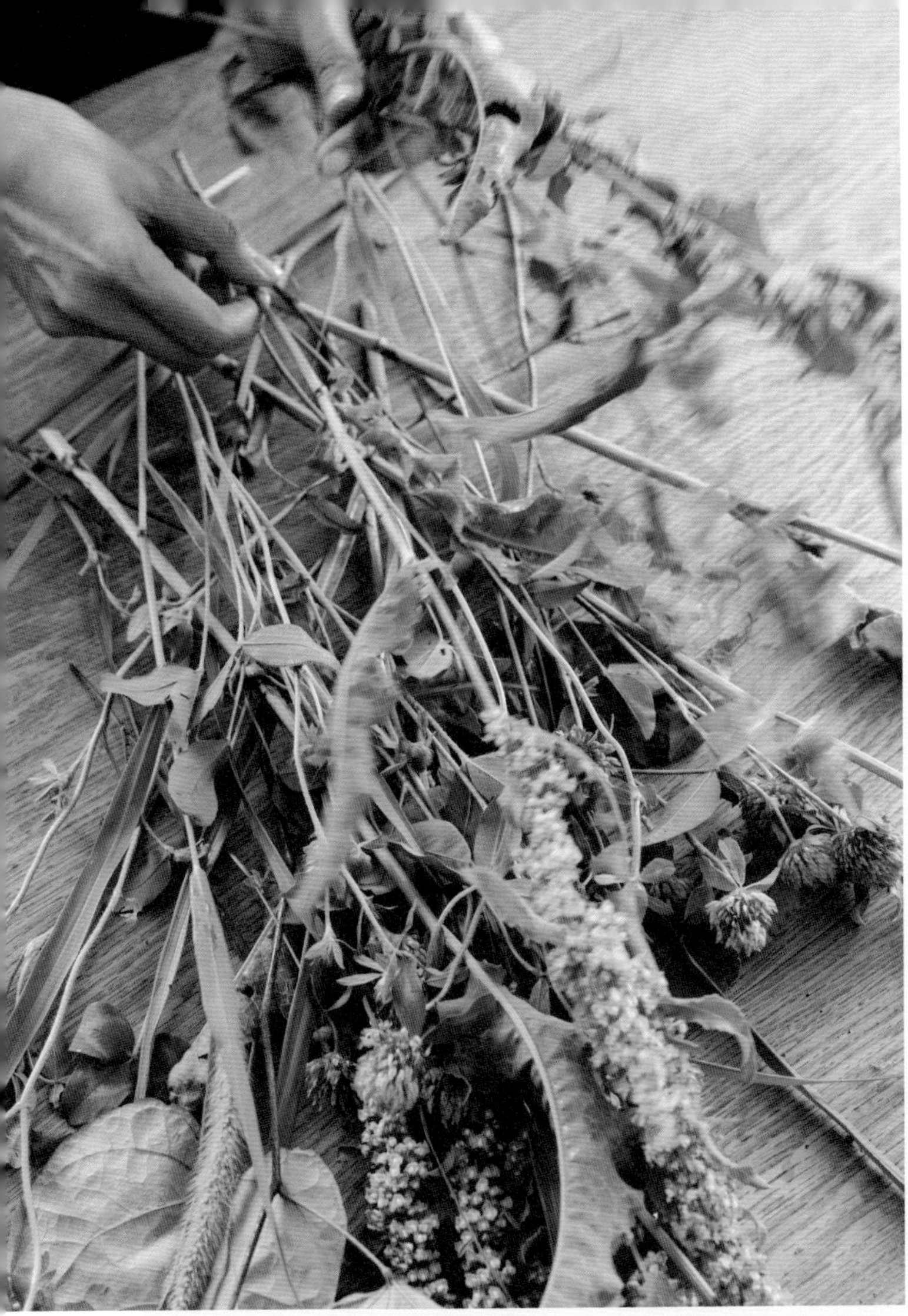

鳥の鳴き声や風の匂いに心を澄ませながら、瞑想したり、呼吸を味わったり、ヨガをしたり。散歩や祈り、好きな詩を読むこと、吉祥な言葉を口にする、なども。短い時間でも何かしらの形で静かでやさしい自分の源につながります。起き抜けの体を潤すように、一杯の白湯《さゆ》や体質に合った飲みものを味わいながら飲むことも忘れずに。

　朝このような時間をとることは、日中ただやみくもに走り回る見通しの悪い活動の代わりに、創造的で生命を維持する健やかな選択を心地よく自然に感じとるよう、私たちの内側を整えます。

　温かく消化しやすい朝食をいただいたら、大切なものを忘れずにカバンに詰めて。余裕をもって一日を始めましょう。

day
生理的に快適な状態をつくる

陽のエネルギーが高まる昼の時間は、勉強や仕事、用事を済ませるなど、その日にやるべき活動を積極的に行います。

　私は〝閉店時間〟が早いので、なるべく前倒しで午前中からエンジンをかけるようにしています。午前中にクラスをする日が多いですし、ＰＣ作業中心の日はメール返信などルーティンでこなせる受け身の仕事で消耗してしまわず、Ｗｉ－Ｆｉをオフにして集中力が必要な仕事を先に済ませます。

　昼間は活動に適した時間ですが、生理的に快適な状態であることを大切にするアーユルヴェーダでは、昼間といえど健康を害するような、有害な刺激に身を晒《さら》すことを好みません。怒りや怖れ、欲望や憎しみを煽《あお》るようなエネルギーには注意が必要です。逆に、自分もまわりも幸せになるような選択があれば、それを積極的に行い、心地よく呼吸ができることをいつも大切にします。

　昼ごはんは、一日の中で一番ボリュームのある食事です。午後1時半に食べ始めるよりも、午前11時半など、少し前倒しでランチタイムを始めます。前菜は冷たいサラダより温かい汁ものを。タンパク質、複合炭水化物を中心に、自分が好きで、滋養に満ちたごはんを満足するまで食べましょう。日本の女性には栄養不足でパワーが出ない人も多いのですが、コーヒーや甘いものでごまかさず、ちゃんとごはんを食べることで元気が出ます。

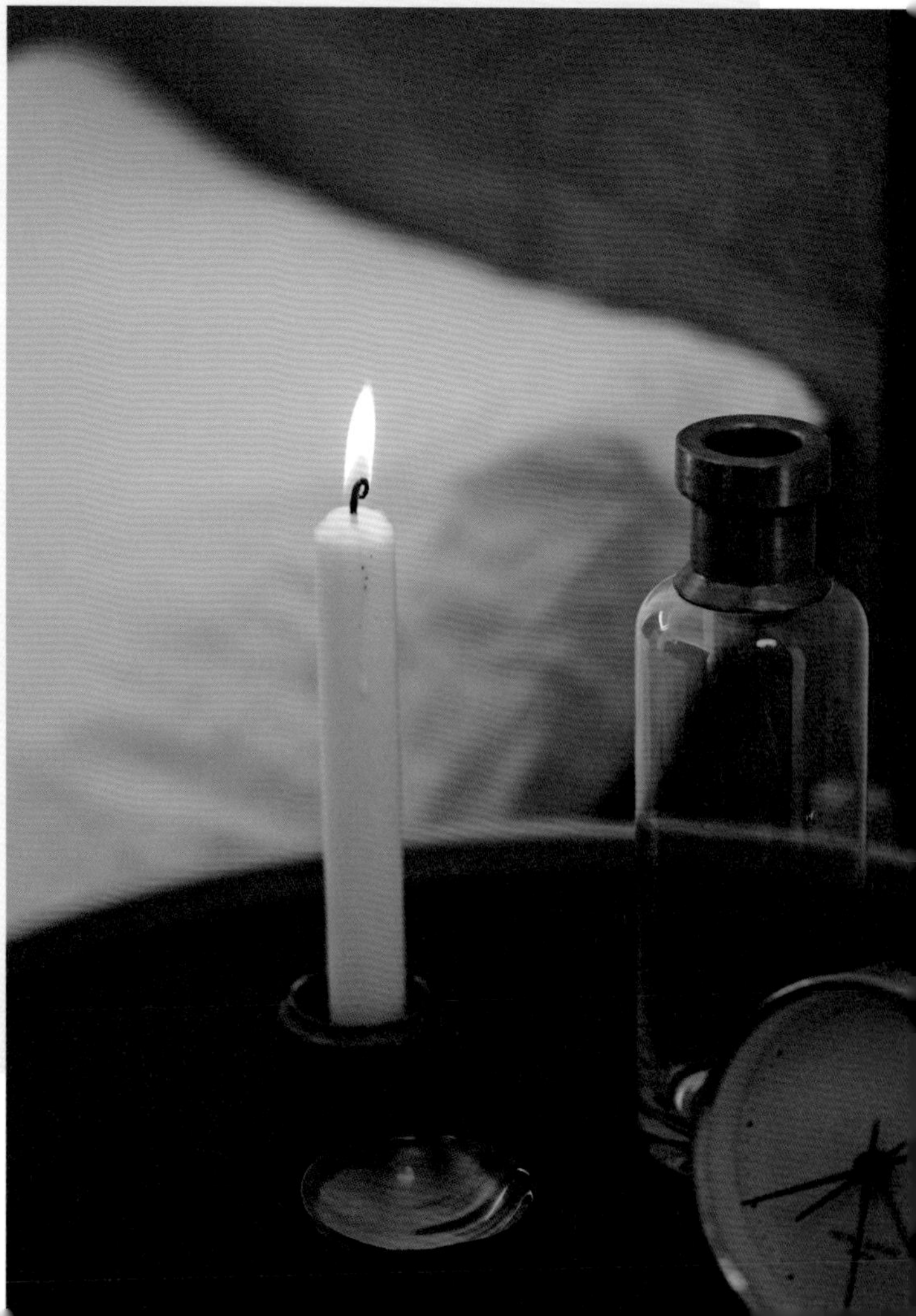

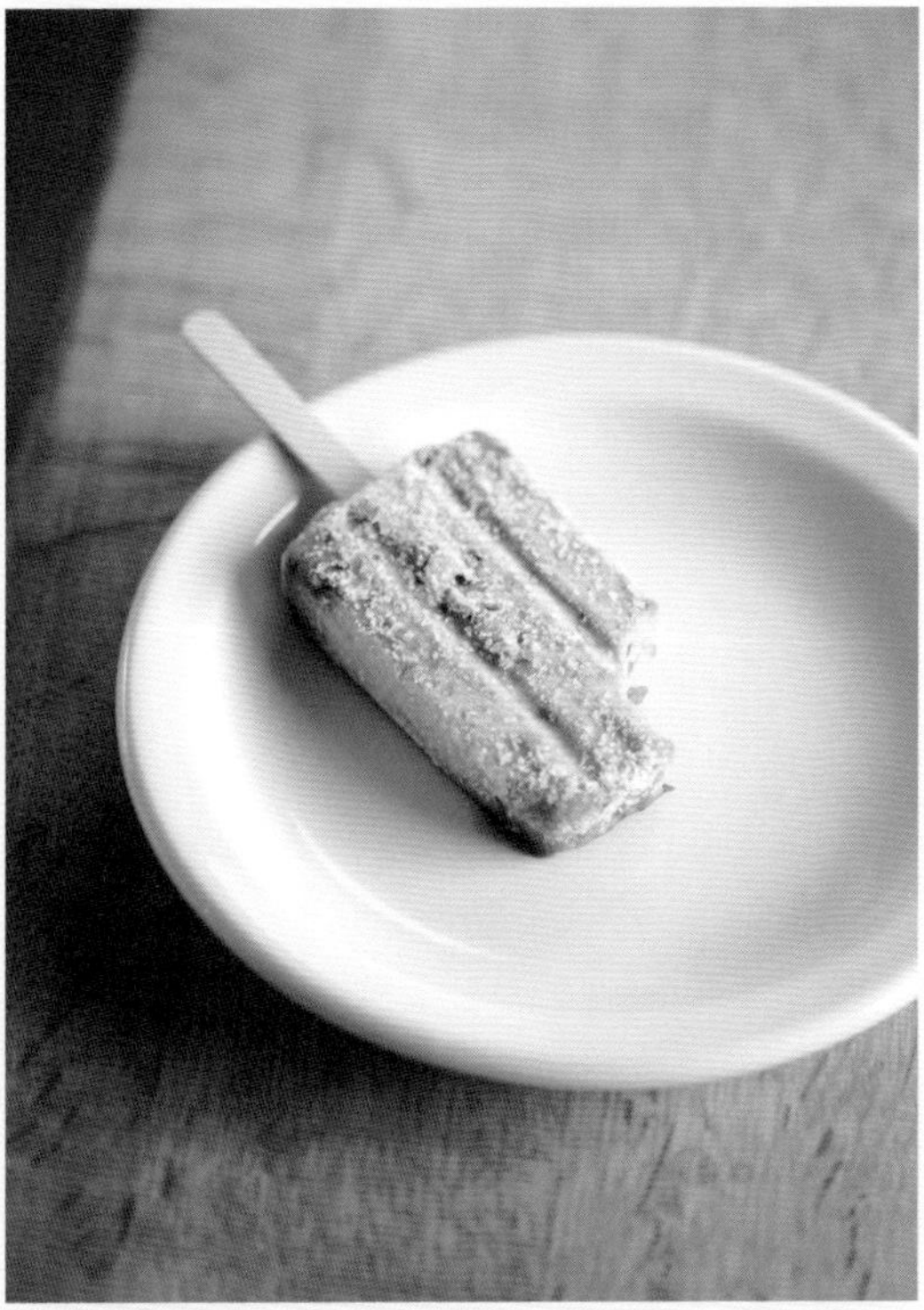

お昼の後、少しオフィスや自宅のまわりを散歩したり、短い昼寝や瞑想をはさむと、夜までエネルギー切れにならず快適に過ごせます。午後の活動も、必要以上に気を上げすぎず、1時間に一度くらいトイレへ行ったり、大きく伸びなどをして。体に必要ない緊張が入っていないか、息が止まっていないかをモニターしながら軽やかに進めます。

night
自分をねぎらう

夕方は日中高まった陽の気が治まり、徐々に陰の気に変わる節目の時間。帰宅したら手洗いやうがい、そして外出着を着替えます。

私はコンタクトもはずして裸眼になることで、動きや言葉がゆっくりマインドフルに、自然と気持ちも仕事モードから切り替わります。美味しいお菓子を片手にお茶を飲んで、自分をねぎらうのも大切なことですし、この本に紹介されているようなヨガを行うにも適した時間です。

最近は、大人も子どもも、外で気をつかって過ごす時間が長いですから、お家に帰ってきたら、みんなが好き勝手に過ごす時間をとれるようにしています。入浴し、夕飯を早めに食べたら、次の日の準備を少し。寝る前に足裏や耳などに薬草オイルを塗ってあげると、子どもも喜びます。

epilogue

昔、インドにアーユルヴェーダの研修で滞在したとき、プネーからムンバイまで
ドライバーを頼んで車で走っていました。古びた集落の横を通ったときに、
乗合バスに乗ろうと、色鮮やかな服装の若い女性が全力で走っている姿を
目撃しました。水たまりがそこら中にあって下水も整備されていないような地域、
裸足で遊ぶ子どももいるバス停で、
お目当てのバスに間に合った彼女は笑っていました。

お皿を洗う、という行為を、禅僧のティック・ナット・ハン氏は
「生まれたてのブッダを沐浴させるような心もちで皿を洗おう」という表現で、
忙しい現代人がマインドフルネスを練習する好機としています。
それでも、まだ食べこぼしも多い子どもと暮らしていると一日に出る皿の数は
多くて、ついため息が出てしまいます。そんなとき、
若い時分にインドを訪れるという幸運に恵まれた私は、皿を洗う水にもこと欠く、
お湯も出ない地域に住んでいるだろう何億人の女性のことを考えると、
気を立て直して皿を洗い切ることができます。

朝焼けの空の美しさ、暑い夏が過ぎて涼しい風が吹くこと、自転車をこぐときに
感じる季節の変化。お日さまを浴びた日に夢も見ないでぐっすり眠ること。
なんでもない日が続いているようでも、日々受け取る、あらゆるできごとや
情報が私たちの内的な宇宙を変化させていき、
新しい体験を通じて細胞同士のつながりが強化されていきます。

誰かに疲れた体や心を癒してもらうこと、何かを消費・購入することは、
これまでもやってきたし、楽しいことだったけれど、近頃の変化の波は、
自分の内側につながって、消費者から創造者として、癒しを待つ人から、
自分で癒し許す人へ、それぞれが生きることを自分が主体となって楽しむ時代に
入ってきたような気がします。
創造性を高めるにも、傷を癒すためにも、染み付いたパターンをヨガで手放すこと、
ソース（源）につながることは役立ちます。これはそのような本でもあります。

最後に、これまでお世話になってきた先生方、生徒さん、ヨガ友のみんな、
家族や友人に限りなく感謝します。編集の松岡さん、忍耐とともに待ってくれて
ありがとうございます。和貴ちゃん、菜苗ちゃん、陽子さん、ｎｉｎｉさん、
文京図案室のみなさんに盛られて、いつも気のいい本に仕上げてもらってます。

そして読んでくださったみなさま。
途方もなく広い宇宙を生きる、かけがえのないひとしずくであるご自身を大切に。
その輝きを慈しむことを忘れないでくださいね。

今日もみんながそれぞれの場所で守られていることに感謝して、
この本を終わります。

２０２０年10月　サントーシマ香

サントーシマ香 さんとーしま かおり

ヨガ講師（E-RYT500,YACEP）、アーユルヴェーダ・セラピスト、トラウマ・センシティブ・ヨガ認定ファシリテーター（TCTSY-F）。大学在学中にヨガと出合い、2002年渡米。2005年全米ヨガアライアンス認定インストラクター講座を修了、その後インドや北米を中心に学びを続ける。ムーンサイクルヨガ、ヨガニードラ（眠りのヨガ）などを中心にヨガ講師の育成、オンラインヨガの配信も行う。著書に『疲れないからだをつくる 夜のヨガ』『一日の体調を整える 朝のヨガ』『一生もののセルフケア 月のヨガ』（大和書房）、『カラダがかわるたのしいおうちヨガ・プログラム』『DVD付 心を整える リラックスおうちヨガ・プログラム』『DVD付 マタニティから産後まで使えるおうちヨガプログラム』（高橋書店）、『DVDつき サントーシマ香のやさしいムーンサイクルヨガ』（主婦の友社）、『おやすみヨガ』（学研プラス）など多数。

HP　http://www.santosima.com

Instagram　santosimakaori

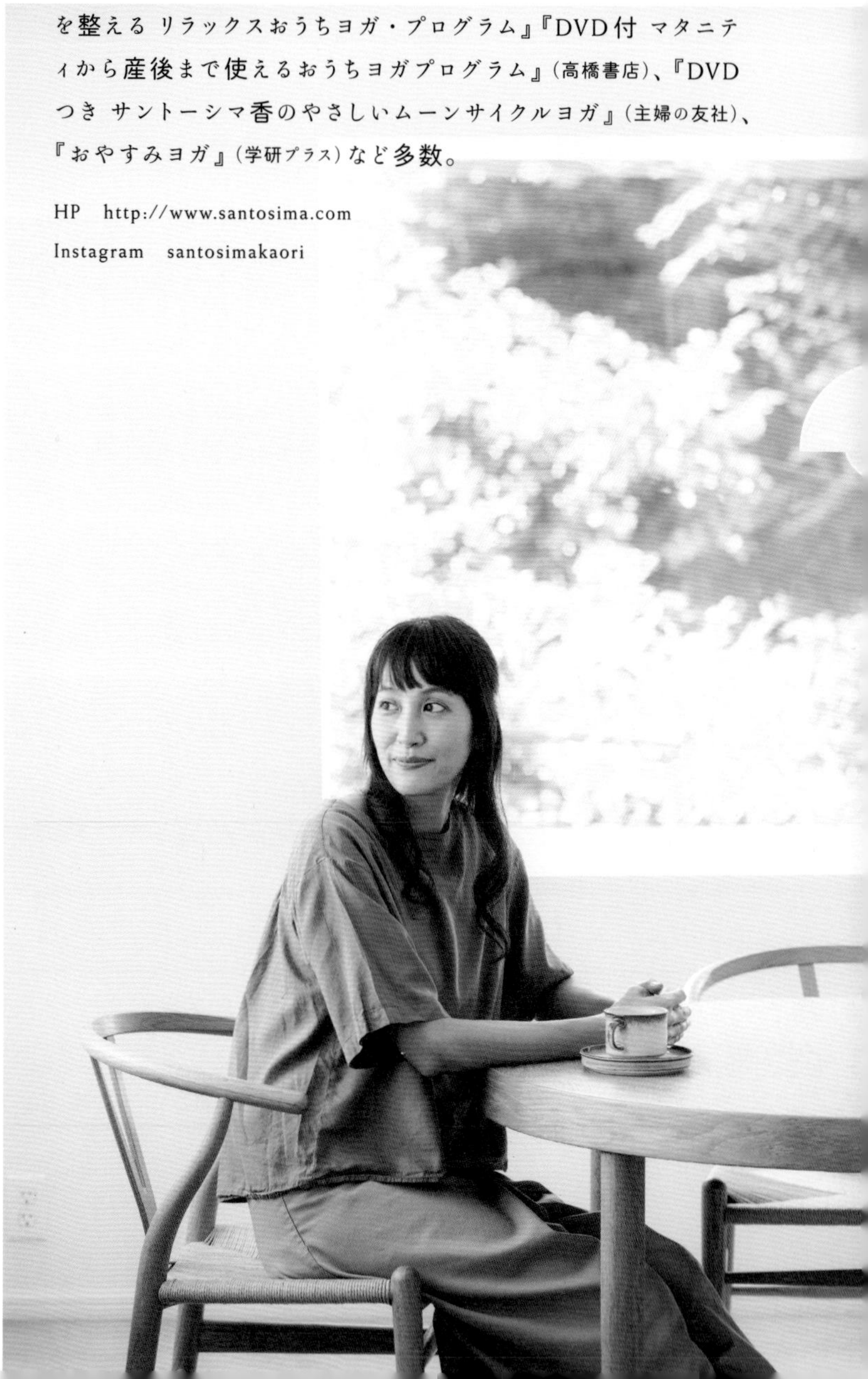

デザイン
三木俊一＋廣田 萌（文京図案室）

撮影
濱津和貴

ヘアメイク
大山陽子

スタイリング
前山菜苗

イラスト
nini

校正
メイ

ストレスフリーになる

休息のヨガ

2020年11月5日 第1刷発行

著者
サントーシマ香

発行者
佐藤 靖

発行所
大《だい》和《わ》書房
東京都文京区関口1-33-4
〒112-0014
電話03（3203）4511

印刷
歩プロセス

製本
ナショナル製本

©2020 Santoshima Kaori Printed in Japan
ISBN 978-4-479-78519-4
乱丁本・落丁本はお取り替えいたします
http://www.daiwashobo.co.jp